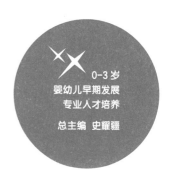

0-3岁
婴幼儿早期发展
专业人才培养

总主编 史耀疆

0—3岁婴幼儿
营养状况评估及
喂养实操指导

张淑一 黄 建 乔 娜◎主编

王 鸥 蒋 彤 殷继永 杨 洁◎副主编

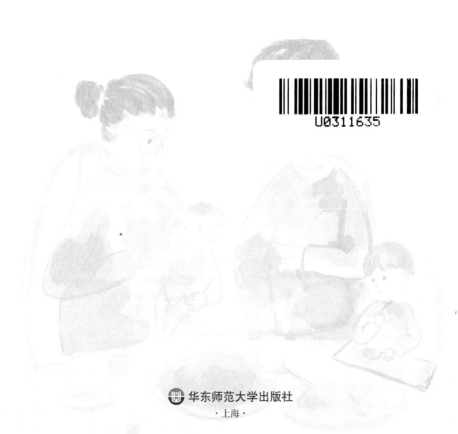

U0311635

华东师范大学出版社
·上海·

图书在版编目(CIP)数据

0—3岁婴幼儿营养状况评估及喂养实操指导/张淑一,
黄建,乔娜主编.—上海:华东师范大学出版社,2021
(0—3岁婴幼儿早期发展专业人才培养)
ISBN 978-7-5760-1930-8

Ⅰ.①0… Ⅱ.①张…②黄…③乔… Ⅲ.①婴幼儿-
营养卫生-评估②婴幼儿-哺育 Ⅳ.①R153.2②R174

中国版本图书馆 CIP 数据核字(2021)第 217590 号

"0—3岁婴幼儿早期发展专业人才培养"丛书

0—3岁婴幼儿营养状况评估及喂养实操指导

主　　编　张淑一　黄　建　乔　娜
责任编辑　蒋　将
特约审读　巫筱媛
责任校对　陈梦雅　时东明
版式设计　冯逸珺
封面设计　卢晓红

出版发行　华东师范大学出版社
社　　址　上海市中山北路 3663 号　邮编 200062
网　　址　www.ecnupress.com.cn
电　　话　021-60821666　行政传真 021-62572105
客服电话　021-62865537　门市(邮购)电话 021-62869887
地　　址　上海市中山北路 3663 号华东师范大学校内先锋路口
网　　店　http://hdsdcbs.tmall.com

印 刷 者　杭州日报报业集团盛元印务有限公司
开　　本　787×1092　16 开
印　　张　11.75
字　　数　239 千字
版　　次　2022 年 3 月第 1 版
印　　次　2022 年 3 月第 1 次
书　　号　ISBN 978-7-5760-1930-8
定　　价　53.00 元

出 版 人　王　焰

编　委　会

总　序

2014年3月，本着立足陕西、辐射西北、影响全国的宗旨，形成应用实验经济学方法探索和解决农村教育均衡发展等问题的研究特色，致力于推动政策模拟实验研究向政府和社会行动转化，从而促成教育均衡的发展目标，陕西师范大学教育实验经济研究所（Center for Experimental Economics in Education at Shanxi Normal University，简称CEEE）正式成立。CEEE前身是西北大学西北社会经济发展研究中心（Northwest Socioeconomic Development Research Center，简称NSDRC），成立于2004年12月。CEEE也是教育部、国家外国专家局"高等学校学科创新引智计划——111计划"立项的"西部贫困地区农村人力资本培育智库建设创新引智基地"、北京师范大学中国基础教育质量监测协同创新中心的合作平台。自成立以来，CEEE瞄准国际学术前沿和国家重大战略需求，面向社会和政府的需要，注重对具体的、与社会经济发展和人民生活密切相关的实际问题进行研究，并提出相应的解决方案。

过去16年，NSDRC和CEEE的行动研究项目主要涵盖五大主题："婴幼儿早期发展""营养、健康与教育""信息技术与人力资本""教师与教学"和"农村公共卫生与健康"。围绕这五大主题，CEEE开展了累计60多项随机干预实验项目。这些随机干预实验项目旨在探索并验证学术界的远见卓识，找到改善农村儿童健康及教育状况的有效解决方案，并将这些经过验证的方案付诸实践、推动政策倡导，切实运用于解决农村儿童面临的健康和教育挑战。具体来看，"婴幼儿早期发展"项目旨在通过开创性的研究探索能让婴幼儿终生受益的"0—3岁儿童早期发展干预方案"；"营养、健康与教育"项目旨在解决最根本阻碍农村学生学习和健康成长的问题：贫血、近视和寄生虫感染等；"信息技术与人力资本"项目旨在将现代信息技术引入农村教学、缩小城乡数字化鸿沟；"教师与教学"项目旨在融合教育学和经济学领域的前沿研究方法，改善农村地区教师的教学行为、提高农村较偏远地区学校教师的教学质量；"农村公共卫生与健康"项目旨在采用国际前沿的"标准化病人法"测量农村基层医疗服务质量，同时结合新兴技术探索提升基层医疗服务质量的有效途径。

从始至今，CEEE开展的每个项目在设计以及实施中都考虑项目的有效性，使用成熟和前沿的科学影响评估方法，严谨科学地评估每一个项目是否有效、为何有效以及如何改进。

在通过科学的研究方法了解了哪些项目起作用、哪些项目作用甚微后,我们会与政策制定者分享这些结果,再由其推广已验证有效的行动方案。至今,团队已发表论文 230 余篇,累计 120 余篇英文论文被 SCI/SSCI 期刊收录,80 余篇中文论文被 CSSCI 期刊收录;承担了国家自然科学基金重点项目 2 项,省部级和横向课题 50 多项;向国家层面和省级政府决策层提交了 29 份政策简报并得到采用。除此之外,CEEE 的科学研究还与公益相结合,十几年来在上述五大研究领域开展的项目累计使数以万计的儿童受益;迄今为止,共为农村儿童发放了 100 万粒维生素片,通过随机干预实验形成的政策报告推动了 3300 万名学生营养的改善;为农村学生提供了 1700 万元的助学金;在 800 所学校开展了计算机辅助学习项目;为 6000 户农村家庭提供婴幼儿养育指导;为农村学生发放了 15 万副免费眼镜;通过远程方式培训村医 600 人;对数千名高校学生和项目实施者进行了行动研究和影响评估的专业训练……CEEE 一直并将继续坚定地走在推动农村儿童健康和教育改善的道路上。

在长期的一线实践和研究过程中,我们认识到要提高农村地区的人力资本质量需从根源着手或是通过有效方式,为此,我们持续在"婴幼儿早期发展"领域进行探索研究。国际上大量研究表明,通过对贫困家庭提供婴幼儿早期发展服务,不仅在短期内能显著改善儿童的身体健康状况,促进其能力成长和学业表现,而且从长期来看还可以提高其受教育程度和工作后的收入水平。但是已有数据显示,中低收入国家约有 2.49 亿 5 岁以下儿童面临着发展不良的风险,中国农村儿童的早期发展情况也不容乐观。国内学者的实证调查研究发现,偏远农村地区的婴幼儿早期发展情况尤为严峻,值得关注。我国政府也已充分意识到婴幼儿早期发展问题的迫切性和重要性,接连出台了《国家中长期教育改革和发展规划纲要(2010—2020 年)》、《国家贫困地区儿童发展规划(2014—2020 年)》、《国务院办公厅关于促进 3 岁以下婴幼儿照护服务发展的指导意见》(2019 年 5 月)、《支持社会力量发展普惠托育服务专项行动实施方案(试行)》(2019 年 10 月)和《关于促进养老托育服务健康发展的意见》(2020 年 12 月)。然而,尽管政府在推进婴幼儿早期发展服务上作了诸多努力,国内婴幼儿早期发展相关的研究者和公益组织在推动婴幼儿早期发展上也作了不容忽视的贡献,但是总体来看,我国的婴幼儿早期发展仍然存在五个缺口,特别是农村地区:第一,缺认识,即政策制定者、实施者、行动者和民众缺乏对我国婴幼儿早期发展问题及其对个人、家庭、社会和国家长期影响的认识;第二,缺人才,即整个社会缺少相应的从业标准,没有相应的培养体系和认证体系,也缺少教师/培训者的储备以及扎根农村从业者的人员储备;第三,缺证据,即缺少对我国婴幼儿早期发展的问题和根源的准确理解,缺少回应我国婴幼儿早期发展问题的政策/项目有效性和成本收益核算的影响评估;第四,缺方法,即缺少针对我国农村婴幼儿早期发展面临的问题和究其根源的解决方案,以及基于作用机制识别总结出的、被验证的、宜推广的操作步骤;第五,缺产业,即缺少能够系统、稳定输出扎根农村的婴幼儿早期发展服务人才的职业院校或培训机构，以及可操作、可复制、可持续发展的职业院校/培训机构模板。

自国家政策支持社会力量发展普惠托育服务以来，已经有多方社会力量积极进入到了该行业。国家托育机构备案信息系统自 2020 年 1 月 8 号上线以来，截至 2021 年 2 月 1 日，全国规范化登记托育机构共 13477 家。但是很多早教机构师资都是由自身培训系统产出，不仅培训质量难以保证，而且市场力量的介入加重了家长的焦虑（经济条件不好的家庭可能无法接触到这些早期教育资源，经济条件尚可的家庭有接受更高质量的早教资源的需求），这都使得儿童早期发展的前景堪忧。此外，市面上很多早教资源来源于国外（显得"高大上"，家长愿意买单），但这并非本土适配的资源，是否适用于中国儿童有待商榷。最后，虽然一些高校研究机构及各类社会力量都已提供了部分儿童早期发展服务人员，但不管从数量上，还是从质量（科学性、实用性）上，现阶段的人才供给都还远不能满足社会对儿童早期发展人才的需求。

事实上，由于自大学本科及研究生等更高教育系统产出的婴幼儿早期发展专业人才很难扎根农村为婴幼儿及家长提供儿童早期发展服务，因此，从可行性和可落地性的角度考虑，开发适用于中职及以上受教育程度的婴幼儿早期发展服务人才培养的课程体系和内容成为我们新的努力方向。2014 年 7 月起，CEEE 已经开始探索儿童早期发展课程开发并且培养能够指导农村地区照养人科学养育婴幼儿的养育师队伍。项目团队率先组织了 30 多位教育学、心理学和认知科学等领域的专家，结合牙买加在儿童早期发展领域进行干预的成功经验，参考联合国儿童基金会 0－6 岁儿童发展里程碑，开发了一套适合我国农村儿童发展需要、符合各月龄段儿童心理发展特点和规律、以及包括所研发的 240 个通俗易懂的亲子活动和配套玩具材料的《养育未来：婴幼儿早期发展活动指南》。在儿童亲子活动指导课程开发完成并成功获得中美两国版权认证后，项目组于 2014 年 11 月在秦巴山区四县开始了项目试点活动，抽调部分计生专干将其培训成养育师，然后由养育师结合项目组开发的亲子活动指导课程及玩教具材料实施入户养育指导。评估结果发现，该项目不仅对婴幼儿监护人养育行为产生了积极影响，而且改善了家长的养育行为，对婴幼儿的语言、认知、运动和社会情感方面也有很大的促进作用：与没有接受干预的婴幼儿相比（即随机干预实验中的"反事实对照组"），接受养育师指导的家庭婴幼儿认知得分提高了 12 分。该套教材于 2017 年被国家卫生健康委干部培训中心指定为"养育未来"项目指定教材，且于 2019 年被中国家庭教育学会推荐为"百部家庭教育指导读物"。2020 年 CEEE 将其捐赠予国家卫生健康委人口家庭司，以推进未来中国 3 岁以下婴幼儿照护服务方案的落地使用。此外，考虑到如何覆盖更广的人群，我们先后进行了"养育中心模式"服务和"全县覆盖模式"服务的探索。评估发现有效后，这些服务模式也获得了广泛的社会关注和认可。其中，由浙江省湖畔魔豆公益基金会资助在宁陕县实现全县覆盖的"养育未来"项目成功获选 2020 年世界教育创新峰会

（World Innovation Summit for Education，简称 WISE）项目奖，成为全球第二个、中国唯一的婴幼儿早期发展获奖项目。

自 2018 年起，CEEE 为持续助力培养 0—3 岁婴幼儿照护领域的一线专业人才，联合多方力量成立了"婴幼儿早期发展专业人才（养育师）培养系列教材"编委会，以婴幼儿早期发展引导员的工作职能要求为依据，同时结合国内外儿童早期发展服务专业人才培养的课程，搭建起一套涵盖"婴幼儿心理发展、营养与喂养、保育、安全照护、意外伤害紧急处理、亲子互动、早期阅读"等方面的课程培养体系，并在此基础上开发这样一套专业科学、经过"本土化"适配、兼顾理论与实操、适合中等受教育程度及以上人群使用的系列课程和短期培训课程，用于我国 0—3 岁婴幼儿照护服务人员的培养。该系列课程共 10 门教材：《0—3 岁婴幼儿心理发展基础知识》与《0—3 岁婴幼儿心理发展观察与评估》侧重呈现婴幼儿心理发展基础知识与理论以及对婴幼儿心理发展状况的日常观察、评估及相关养育指导建议等，建议作为该系列课程的基础内容首先进行学习和掌握；《0—3 岁婴幼儿营养与喂养》与《0—3 岁婴幼儿营养状况评估及喂养实操指导》侧重呈现婴幼儿营养与喂养的基础知识及身体发育状况的评估、喂养实操指导等，建议作为系列课程第二阶段学习和掌握的重点内容；《0—3 岁婴幼儿保育》《0—3 岁婴幼儿保育指导手册》与《婴幼儿安全照护与伤害的预防和紧急处理》侧重保育基础知识的全面介绍及配套的练习操作指导，建议作为理解该系列课程中婴幼儿心理发展类、营养喂养类课程之后进行重点学习和掌握的内容；此外，考虑到亲子互动、早期阅读和家庭指导的重要性，本系列课程独立成册 3 门教材，分别为《养育未来：婴幼儿早期发展活动指南》《0—3 岁婴幼儿早期阅读理论与实践》《千天照护：孕婴营养与健康指导手册》，可在系列课程学习过程当中根据需要灵活穿插安排其中即可。这套教材不仅适合中高职 0—3 岁婴幼儿早期教育专业授课使用，也适合托育从业人员岗前培训、岗位技能提升培训、转岗转业培训使用。此外，该系列教材还适合家长作为育儿的参考读物。

经过三年多的努力，系列教材终于成稿面世，内心百感交集。此系列教材的问世可谓恰逢其时，躬逢其盛。我们诚心寄望其能为贯彻党的十九大报告精神和国家"幼有所育"的重大战略部署，指导家庭提高 3 岁以下婴幼儿照护能力，促进托育照护服务健康发展，构建适应我国国情的、本土化的 0—3 岁婴幼儿照护人才培养体系，提高人才要素供给能力，实现我国由人力资源大国向人力资源强国的转变贡献一份微薄力量！

史耀疆
陕西师范大学
教育实验经济研究所所长
2021 年 9 月

前　言

　　本教材分为两册,其中第一册《0—3岁婴幼儿营养与喂养》主要偏重于理论指导,第二册《0—3岁婴幼儿营养状况评估及喂养实操指导》主要偏重于实践操作。

　　第一册《0—3岁婴幼儿营养与喂养》的绪论主要从总体上对国内外婴幼儿营养与喂养的情况进行介绍,并对全书的主要内容进行说明;在第一章的"食物营养"中,主要对食物中的营养素与食物的种类进行了介绍;第二章主要从婴幼儿消化系统结构、营养素的消化吸收能力及婴幼儿进食有关的感知能力和动作能力三个方面对"0—3岁婴幼儿进食与相关能力发育"情况进行了阐述;第三章"0—3岁婴幼儿喂养",主要讲解了婴幼儿月(年)龄的计数方法、母乳的喂养与支持及6个月—2岁婴幼儿辅食喂养原则和2—3岁幼儿喂养原则;第四章"0—3岁婴幼儿营养状况评估",主要从体格指标、膳食调查和实验室检查三个方面讲解了婴幼儿营养状况的评估方法;第五章"0—3岁婴幼儿营养不良",针对常见的婴幼儿营养不良情况,主要从蛋白质-能量营养不良、微量营养素缺乏、超重和肥胖这三个方面进行了介绍,并重点介绍了各种营养不良的评估方法与防治措施;第六章"食品安全与家庭厨房卫生要求"中,对食品安全危害来源与预防、家庭厨房食品卫生要点及婴幼儿商业化专用食品分别进行了具体的介绍与说明。

　　第二册《0—3岁婴幼儿营养状况评估及喂养实操指导》主要从实例出发,结合具体问题对第一册相关理论知识进行了针对性的解释与说明。其中第一章,主要介绍婴幼儿辅食食材选择的营养学依据,从营养需求、食物营养特点、高营养素含量食材,到平衡膳食宝塔,为后续章节婴幼儿喂养的食材选择奠定了基础;第二章介绍了符合婴幼儿进食和消化能力发育特点的喂养照护方法,让父母和照护人员了解消化道系统和进食相关能力发育的规律,并根据婴幼儿的营养需要、消化能力、进食能力和感知觉的发展特点制备适合的食物,并采取适宜的喂养方式;第三章介绍了婴幼儿喂养在家庭和照护机构的科学实施,即如何进行母乳喂养的支持,如何计算月龄,如何安排一日膳食与辅食制作,并对常见辅食喂养问题进行分析与指导;第四章结合具体实例,对婴幼儿营养状况及膳食合理性进行评估分析,并分别给出喂养指导;第五章分别针对超重肥胖婴幼儿和微量营养素缺乏婴幼儿给出家庭营养补充的指导;第六章介绍家庭日常食物的安全小知识,指导辅食食材的选购、存放与使用,以期从食品安全角度保障婴幼儿健康。

全书第一册与第二册分别从理论与实践两个方面对婴幼儿营养与喂养进行了介绍,两册之间做到了理论与实践相互联系,整体内容相辅相承,前后呼应,可以使读者在理论与实践两个方面得到学习与提高。

目 录

第三章　0—3岁婴幼儿喂养在家庭和照护机构的科学实施 / 67

第一章

0—3岁婴幼儿辅食食材选择的营养学依据

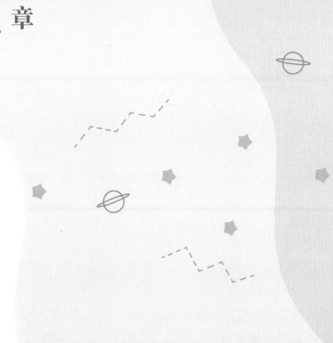

【学习目标】

1. 了解0—3岁婴幼儿常见的营养需求及特点。

2. 了解婴幼儿常见食物的营养特性。

3. 了解0—3岁婴幼儿平衡膳食宝塔的关键推荐。

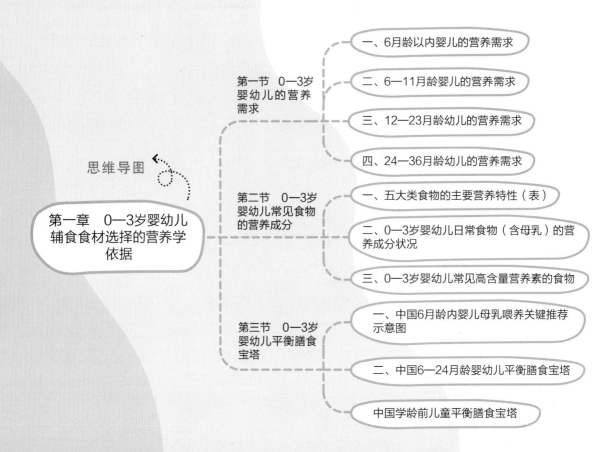

思维导图

第一章 0—3岁婴幼儿辅食食材选择的营养学依据

第一节 0—3岁婴幼儿的营养需求
- 一、6月龄以内婴儿的营养需求
- 二、6—11月龄婴儿的营养需求
- 三、12—23月龄幼儿的营养需求
- 四、24—36月龄幼儿的营养需求

第二节 0—3岁婴幼儿常见食物的营养成分
- 一、五大类食物的主要营养特性（表）
- 二、0—3岁婴幼儿日常食物（含母乳）的营养成分状况
- 三、0—3岁婴幼儿常见高含量营养素的食物

第三节 0—3岁婴幼儿平衡膳食宝塔
- 一、中国6月龄内婴儿母乳喂养关键推荐示意图
- 二、中国6—24月龄婴幼儿平衡膳食宝塔
- 中国学龄前儿童平衡膳食宝塔

0—3岁是婴幼儿生长最快的阶段。到1岁时，体重是出生体重的3倍，身长是出生时身长的1.5倍；新生儿脑重约为390 g，2岁时约为900—1000 g，相当于成人脑重的70%。体格和脑部等器官的快速发育都需要由日常膳食提供足够的营养素。

对于6月龄以下的婴幼儿，其营养完全来自婴幼儿最佳的天然食品——母乳。母乳中所含的各种营养素，如蛋白质、脂肪、碳水化合物、矿物质、维生素等，含量适中、比例适当，最易于婴幼儿消化吸收。对于满6月龄到3岁的婴幼儿，来自母乳的能量、宏量营养素和微量营养素已经不能满足其生长发育的营养需求，需要在继续喂食母乳的基础上通过添加质与量适宜的辅助食品，以保障其需求。

本章主要介绍不同月龄段婴幼儿对各类营养素的需求情况、各类常见食物的营养特点以及婴幼儿喂养的膳食宝塔，以帮助照护人员了解婴幼儿辅食食材选择的科学依据。

第一节　0—3岁婴幼儿的营养需求

我国按各个人群的营养需求设定了各种营养素的摄入参考值,即营养素参考摄入量(DRIs),用于膳食指导。中国 DRIs 包括了婴幼儿人群,按其生理及营养需求特点,分为 6 月龄以内、6—11 月龄及 12—36 月龄。

一、6月龄以内婴儿的营养需求

6 月龄以内纯母乳喂养的婴儿,其生长发育所需要的营养素几乎全部由母乳提供。营养学家们根据婴儿 6 月龄内的生长发育情况测算出了其能量需要量(EER),并通过测量母乳平均摄取量(通常以 780 ml/d 计)以及母乳营养成分制定出了婴儿营养素的适宜摄入量(AI)。对于 6 月龄内的婴儿,只要摄入母乳达到 780 ml,则能满足其生长发育的营养需求。

母乳中还含有多种抗感染因子,如分泌型 IgA、乳铁蛋白、溶菌酶及各种细胞成分,对提高婴幼儿抗感染能力起着重要作用,是婴幼儿生长发育中不可或缺的一类活性物质。

(一) 能量与宏量营养素

6 月龄以内婴儿的能量与三种宏量营养素的参考摄入量见表 1-1。6 月龄内婴儿能量需要量(EER)是以体重来计算,即每日每公斤体重需要提供 90 kcal 能量来满足其正常的生长发育需要。蛋白质、脂肪、碳水化合物这三种宏量营养素,是根据泌乳量及母乳中营养素含量来测算出该时期的适宜摄入量(AI)。另外,我国还制定了该时期婴儿的 n6 和 n3 多不饱和脂肪酸的 AI,主要有亚油酸、α-亚麻酸和 DHA。

假设某 6 月龄以内婴儿的体重为 6 kg,则其:

- EER 为 $6 \text{ kg} \times 90 \text{ kcal/g} \cdot d = 540 \text{ kcal/d}$,即每日母乳需提供能量 540 kcal 才能满足其生长发育需要;

- 三种宏量营养素方面,每日蛋白质 AI 为 9 g,碳水化合物 AI 为 60 g,脂肪 AI 为 $48\% \times 540(\text{kcal/d})/9(\text{kcal/g}) = 28.8 \text{ g/d}$,其中亚油酸 AI 为 $7.3\% \times 540(\text{kcal/d})/9(\text{kcal/g}) =$

$4.38\,g/d$,α-亚麻酸的 AI 为 $0.87\% \times 540(kcal/d)/9(kcal/g)=0.52\,g/d$。花生四烯酸的 AI 为 $150\,mg$,DHA 的 AI 为 $100\,mg$,这些是根据母乳的含量水平给出的定值。

表 1-1　6 月龄以内婴儿能量与宏量营养素参考摄入量

人群	能量需要量 (EER)		总碳水化合物		脂肪	蛋白质	亚油酸	α-亚麻酸	DHA
	MJ/kg·d	kcal/kg·d	AI(g)	AI(%E)[a]	AI(g/d)	AI(g/d)	AI(%E)	AI(%E)	AI(mg)
0—5 月龄	0.38	90	60	48	9		7.3(0.15 g[b])	0.87	100

a. %E 为占总能量的百分比。
b. 为花生四烯酸。

（摘自：中国居民膳食营养素参考摄入量，2013）

（二）微量营养素

在对 6 月龄以内的婴儿进行喂养营养指导时，主要需要关注"够与不够""多与不多"两个方面。营养素长期摄入不够，即未达到适宜摄入量（AI），则具有营养素缺乏风险；对于有些营养素，比如维生素 A、维生素 D、铁、锌、钙等，经常性摄入超过可耐受最高摄入量（UL），发生毒副作用的危险性则会增加。日常摄入量处于适宜摄入量（或推荐摄入量）与最高允许摄入量之间时，缺乏与过量风险都很低，是安全摄入范围。有些营养素当前还没有足够的资料来制定它们的 UL，但并不意味着过多摄入这些营养素没有潜在的危险，这些营养素包括维生素 K、维生素 B_1、维生素 B_2，以及婴幼儿人群所摄入的烟酸、叶酸等。总的来说，在设定某一婴儿理想的膳食营养素摄入量时，是以达到适宜摄入量为目标。6 月龄内婴儿的适宜摄入量（AI）和可耐受最高摄入量（UL）见表 1-2。

表 1-2　6 月龄以内婴儿主要维生素和矿物元素的适宜摄入量和可耐受最高摄入量(/d)

营养素	AI	UL	营养素	AI	UL	营养素	AI	UL
Vit A，μgRAE	300	600	Vit B_6，mg	0.2	—	生物素，μg	5	—
Vit D，μg	10	20	Vit B_{12}，μg	0.3	—	Vit C，mg	40	—
Vit E，mgα-TE	3	—[a]	泛酸，mg	1.7	—	钙，mg	200	1 000
Vit K，μg	2	—	叶酸，μgDFE	65	—	铁，mg		0.3
Vit B_1，mg	0.1	—	烟酸，mg NE	2	—	锌，mg		2.0
Vit B_2，mg	0.4	—	胆碱，mg	120	—	硒，μg	15	55

a. 未制订参考值者用"—"表示

（摘自：中国居民膳食营养素参考摄入量，2013）

二、6—11月龄婴儿的营养需求

（一）能量与宏量营养素

6—11月龄婴儿能量与三种宏量营养素参考摄入量见表1-3。与6月龄内婴儿比较：

- 在公斤体重能量需要量上，有所下降；
- 蛋白质需要量大幅增加，AI从6月龄内的9 g/d升到6—11月龄的20 g/d；
- 总碳水化合物的AI从6月龄的60 g增加至85 g，同时要求蔗糖、果糖和葡萄糖等添加糖供能不超过10%E；
- 脂肪的AI从6月龄内的48%E降到40%E，仍远高于成年人的宏量营养素可接受范围（AMDR）的20—30%E；DHA的AI仍为100 mg。

总的来说，6—11月龄婴儿需要"油性"大些的高能量密度的辅食。

表1-3　6—11月龄婴儿能量与宏量营养素参考摄入量

人群	能量需要量（EER）		总碳水化合物	添加糖	脂肪（%E）	蛋白质	亚油酸	α-亚麻酸	DHA
	MJ/kg·d	kcal/kg·d	AI(g)	（%E）	AI(%E)[a]	AI(g/d)	AI(%E)	AI(%E)	AI(mg)
6—11月龄	0.33	80	85	<10[b]	40	20	6.0	0.66	100

a. %E为占总能量的百分比。
b. 为WHO/FAO建议。

（摘自：中国居民膳食营养素参考摄入量，2013）

由于婴幼儿的快速生长，母乳已经满足不了其营养需求，特别是能量方面，需要通过辅食来补充。当婴儿满6月龄后，随着月龄的增大，能量的需求量在不断增加，但从母乳中摄取的能量在不断减少，也就是说，能量需求量与母乳能量供给量之间的"缺口"在不断加大，这就需要从辅食中获取能量来填补。如果这个"缺口"一直未被填补，则可能出现生长停止或生长迟缓。见示意图1-1。

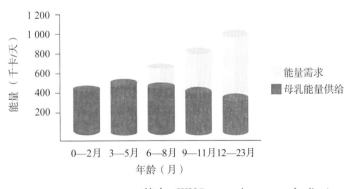

（摘自：WHO，complementary feeding）

图1-1　能量需求与母乳能量供给量[①]

[①] 该图由康乐提供。

（二）微量营养素

对于6—11月龄的婴儿，主要维生素和矿物元素的适宜摄入量（AI）或推荐摄入量（RNI）和可耐受最高摄入量（UL）见表1-4。

表1-4　6—11月龄婴儿主要维生素和矿物元素的适宜摄入量(/d)

营养素	AI/RNI	UL	营养素	AI/RNI	UL	营养素	AI/RNI	UL
Vit A,μgRAE	350	600	Vit B$_6$,mg	0.4	—	生物素,μg	9	—
Vit D,μg	10	20	Vit B$_{12}$,μg	0.6	—	Vit C,mg	40	—
Vit E,mg－TE	4	—[a]	泛酸,mg	1.9	—	钙,mg	250	1 500
Vit K,μg	10	—	叶酸,μgDFE	100	—	铁,mg	10	—
Vit B$_1$,mg	0.3	—	烟酸,mg NE	3	—	锌,mg	3.5	—
Vit B$_2$,mg	0.5	—	胆碱,mg	150	—	硒,μg	20	80

a. 未制订参考值者用"—"表示

（摘自：中国居民膳食营养素参考摄入量,2013）

有一项研究对6—8月龄母乳喂养婴儿辅食需要提供营养素的占比进行了计算，采用推荐摄入量（或适宜摄入量）减去母乳提供量，得到辅食应提供量，结果见图1-2。该图表明，

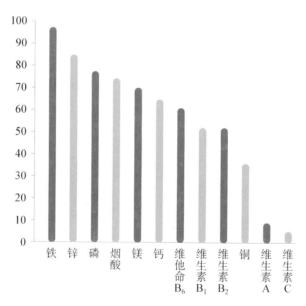

图1-2　6—8月龄母乳喂养婴儿辅食提供营养素的占比(%)[①]

————————

① 该图由康乐提供。

许多营养素需要由辅食来提供,最多的是铁元素,需要辅食提供接近100％,锌、磷、烟酸、镁、钙、维生素 B_6、维生素 B_1 需要辅食提供 50％以上。母乳基本能满足维生素 A 和维生素 C。

三、12—23 月龄幼儿的营养需求

(一) 能量与宏量营养素

12—23 月龄幼儿能量与三种宏量营养素参考摄入量见表 1 - 5。与 6—11 月龄婴儿比较:

- 能量需要量(EER)不再以公斤体重计,明确了每日的 EER 应达到 900 kcal/d,这约相当于成年人 45％的能量需要量;
- 蛋白质适宜摄入量提高到 25 g/d(AI);
- 总碳水化合物的可接受范围(AMDR)供能占比为 50—65％E,与成年人相同,同时蔗糖、果糖和葡萄糖等添加糖供能占比不宜超过 10％E,即不超过 $10％ \times 900$ kcal/d=90 kcal/d,相当于每日摄入添加糖的量不超过 90 kcal/4 kcal/g=22.5 g;
- 脂肪的供能占比要求继续降低,AI 为 35％E,逐渐向成年人混合膳食过渡。

表 1 - 5　12—23 月龄能量与宏量营养素参考摄入量

人群	能量需要量(EER)		宏量营养素可接受范围(AMDR)			蛋白质	亚油酸	a-亚麻酸	DHA
	MJ/d	kcal/d	总碳水化合物(％E)[a]	添加糖(％E)	脂肪(％E)	AI(g/d)	AI(％E)	AI(％E)	AI(mg)
12—23月龄	3.77	900	50—65	<10[d]	35(AI)	25	4.0	0.60	100

a. ％E 为占总能量的百分比。

(摘自:中国居民膳食营养素参考摄入量,2013)

(二) 微量营养素

12—23 月龄幼儿主要维生素和矿物元素的 RNI(或 AI)和可耐受最高摄入量(UL)见表 1 - 6。

表 1-6　12—23 月龄幼儿主要维生素和矿物元素的适宜摄入量(/d)

营养素	RNI	UL	营养素	RNI	UL	营养素	RNI	UL
Vit A,μgRAE	310	600	Vit B$_6$,mg	1.0	—	生物素,μg	17[b]	—
Vit D,μg	10	20	Vit B$_{12}$,μg	1.0	—	Vit C,mg	40	400
Vit E,mg – TE	6[b]	—[a]	泛酸,mg	2.1[b]	—	钙,mg	600	1 500
Vit K,μg	30[b]	—	叶酸,μgDFE	160	—	铁,mg	9	25
Vit B$_1$,mg	0.6	—	烟酸,mg NE	6	烟酸 10 烟酰胺 100	锌,mg	4.0	8
Vit B$_2$,mg	0.6	—	胆碱,mg	200[b]	1 000	硒,μg	25	80

a. 未制订参考值者用"—"表示

b. 为 AI 值

（摘自：中国居民膳食营养素参考摄入量,2013）

四、24—36 月龄幼儿的营养需求

24—36 月龄幼儿能量与宏量营养素、微量营养素的参考摄入量同 12—23 月龄幼儿。

第二节 0—3岁婴幼儿常见食物的营养成分

上一节提到,在婴儿满6月龄后,除母乳外,其生长发育所需的能量、宏量营养素和微量营养素的相当一部分需要由辅食提供。本节将介绍不同食物的营养特性,帮助照护人员合理地选择辅食食材,促进婴幼儿的生长发育。

一、五大类食物的主要营养特性(表)

谷类及薯类、动物性食品类、豆类及其制品、蔬菜水果类、纯热能食物等五大类食物有着不同的营养特性,详细见表1-7。

表1-7 五大类食物的主要营养特性

分类	主要食物	主要营养特点
谷类及薯类	谷类:小麦、稻米、玉米、小米等	— 蛋白质:7.5—15%,赖氨酸含量低,由于在膳食中比例较大,是膳食蛋白质的重要来源 — 碳水化合物:70%以上,主要为淀粉,是我国居民膳食能量的重要来源 — 脂肪:含量低,大米、小麦约为1—2% — 矿物质:含量丰富,将近30种,约为谷物的1.5—3% — 维生素:是膳食B族的重要来源 — 加工精度越高,淀粉含量越高,蛋白质、膳食纤维、微量营养素损失量越大
	薯类:甘薯、马铃薯等	— 营养价值与谷类相似,常作为主食使用 — 与谷类相比,以干物质计,含更多的维生素和膳食纤维

分类	主要食物	主要营养特点
动物性食品类	畜类：猪、牛、羊等的肉及内脏	− 蛋白质：10—20%，是膳食优质蛋白质的重要来源 − 脂肪：猪前肘31.5%，猪里脊7.9%，瘦牛肉2.3%；以饱和脂肪酸为主；胆固醇多存在于动物内脏 − 碳水化合物：以糖原形式存在于肌肉和肝脏中，含量极少，1—3% − 矿物质：0.8—1.2%，含铁较多，血红素铁形式，不受膳食其他因素影响，是膳食铁的重要来源。还含有较多的磷、硫、钾、钠、铜等 − 维生素：B族维生素和维生素A为主。内脏含量高于肌肉，肝脏富含维生素A和维生素B_2
	禽类：鸡、鸭、鹅等的肉及内脏	− 营养价值与畜肉相似 − 与畜肉不同之处在于脂肪含量较少，约20%脂肪为亚油酸，易于消化吸收
	水产品类：鱼、虾、蟹、贝等	− 蛋白质：鱼类15—25%，为优质蛋白质 − 脂肪：鱼类含脂肪少，一般为1—10%，其中80%以上为不饱和脂肪酸；DHA和EPA含量较高 − 碳水化合物：鱼类很低，约1.5% − 矿物质：鱼类钾、磷、钙、钠、镁含量丰富，海水鱼含碘丰富，鱼类含锌、铁、硒也较为丰富 − 维生素：鱼类是维生素A、D的重要来源，也是维生素B_2的良好来源，几乎不含维生素C
	蛋类：鸡蛋、鸭蛋、鹅蛋等	− 蛋白质：10%以上；鸡蛋12.8%，蛋清中较低，蛋黄中较高；鸡蛋蛋白质是最为理想的天然优质蛋白质 − 脂肪：9—15%，其中98%在蛋黄中；蛋黄是磷脂的良好食物来源，主要为卵磷脂和脑磷脂；蛋黄胆固醇含量极高 − 碳水化合物：较少 − 矿物质：1.0—1.5%；主要为磷、钙、钾、钠，多存在于蛋黄中 − 维生素：种类齐全，维生素A、D、B_1、B_2、B_6、B_{12}含量丰富，大部分集中在蛋黄中
	奶类：哺乳动物的乳汁，牛奶、羊奶、酸奶、奶酪、奶粉、黄油等奶制品	− 蛋白质：属优质蛋白质，牛乳约为3.3%，是人乳的2倍多，且牛乳中酪蛋白与乳清蛋白的构成比与人乳恰好相反，因此不适合婴幼儿消化系统的消化吸收 − 脂肪：奶中含量一般为3.0—5.0%；富含油酸、亚油酸和亚麻酸；乳脂肪以微粒状的脂肪球分散在乳浆中，呈高度乳化状态，容易消化吸收

分类	主要食物	主要营养特点
		- 碳水化合物：奶中含量为 3.4—7.4%，人乳中含量最高；主要形式为乳糖，乳糖的甜度是蔗糖的 1/6，促进胃肠蠕动和消化液分泌作用，还能促进钙的吸收和助长肠道乳酸杆菌繁殖 - 矿物质：奶中含量 0.7—0.75%，富含钙、磷、钾，100 g 牛乳中钙含量为 107 mg，是膳食钙的良好来源 - 维生素：奶中各种维生素齐全，但含量与饲养方式和季节有关；牛乳是维生素 A 和维生素 C，以及部分 B 族维生素的良好来源，但维生素 D 含量较低
豆类及其制品	大豆	- 蛋白质：35—40%，与谷类食品混合食用，可较好地发挥蛋白质互补作用 - 蛋白质消化率：煮大豆 65%，豆浆 85%，豆腐 92—96% - 脂肪：15—20%，以不饱和脂肪酸居多 - 碳水化合物：25—30%，富含膳食纤维 - 微量营养素：钙、铁、维生素 B_1 和 B_2 - 含抗营养因子，影响人体对营养的消化吸收，需要通过加热来破坏抗营养因子
	其他杂豆：绿豆、豌豆、蚕豆、红豆等	- 蛋白质含量一般在 20% 左右 - 脂肪含量较低，一般低于 2% - 碳水化合物 50—60% - 其他营养素与大豆近似
	坚果类 - 淀粉含量高：栗子、莲子、白果等 - 脂肪含量高：核桃、花生、葵花子等	- 蛋白质：13—35%。花生 25%，葵花籽 24%，但栗子 5% - 脂肪：多为 40—70%；富含必需脂肪酸和卵磷脂，但淀粉类坚果中含量低 - 微量营养素：富含维生素 E，B 族也较高；矿物质如钙、锰的含量高于普通谷类食物
蔬菜水果类	蔬菜 - 深色蔬菜：深绿色的有菠菜、油菜、西兰花、韭菜、芹菜叶等；红色、橘色或紫色的有西红柿、胡萝卜、南瓜、紫甘蓝、红苋菜等 - 浅色蔬菜：圆白菜、大白菜、白萝卜等	- 蛋白质：大部分蔬菜蛋白质含量低，1—2% 左右，不是人类摄取蛋白质的主要来源 - 脂肪：含量极低，大多不超过 1% - 碳水化合物：一般 4%，根茎类可达 20% 以上；含膳食纤维，是人们膳食的主要来源 - 矿物质：含量丰富，是我国居民膳食中矿物元素的重要来源 - 维生素：深色蔬菜富含类胡萝卜素，可在体内转化为维生素 A；维生素 B_2 在绿叶菜和豆类蔬菜含量较多；维生素 C 在新鲜绿叶菜含量丰富，瓜类蔬菜较少

分类	主要食物	主要营养特点
	水果 － 深色水果 － 浅色水果	－ 与蔬菜相似,是人体矿物质、膳食纤维和维生素的重要来源
纯热能食物	食用油 － 植物油:大豆油、花生油、葵花籽油、菜籽油、芝麻油、玉米油、橄榄油等 － 动物油脂:奶油(黄油)、猪油、牛油、羊油、鱼油	－ 是人体脂肪酸和维生素 E 的重要来源 － 大多数植物油脂中含饱和脂肪酸 10—20％、不饱和脂肪酸 80—90％ － 大多数动物油脂中含饱和脂肪酸 40—60％、不饱和脂肪酸 30—50％和少量多不饱和脂肪酸 － n－3 多不饱和脂肪酸:α-亚麻酸在植物油中含量较低,只有少数植物油中含量较高,如亚麻籽油、紫苏油、核桃油;EPA 和 DHA 主要在冷水域鱼种(如三文鱼)的鱼油中 － n－6 多不饱和脂肪酸:亚油酸在葵花籽油、豆油、玉米油中富含;γ-亚麻酸仅存在于母乳和特殊植物油中(如月见草油);花生四烯酸(ARA)仅少量存在于瘦肉、蛋、鱼等食物中
	食用糖、淀粉 － 食用糖:蔗糖、葡萄糖、果糖、果葡糖浆等 － 淀粉:玉米淀粉、马铃薯淀粉、红薯淀粉、绿豆淀粉等	－都属于碳水化合物,快速提供人体需要的能量 － 食用糖属于添加糖,过量摄入易造成超重肥胖及龋齿等健康问题 － 淀粉是人类膳食碳水化物的最主要来源

二、0—3 岁婴幼儿日常食物(含母乳)的营养成分状况

食物多样性是保证摄入多种营养素的前提。世界卫生组织建议婴幼儿每日辅食种类应达到七类食物中的至少四种以上。这七类食物主要为谷薯类、豆类及坚果、乳及乳制品、肉类、蛋类、富含维生素 A 的蔬果、其他蔬果类,常用于婴幼儿喂养的七类食物及其主要营养成分见表 1-8。

表 1-8 婴幼儿日常食物的营养成分表（每 100 g 可食部中）

食物名称	水分 g	能量 kcal	蛋白质 g	脂肪 g	碳水化合物 g	不溶性膳食纤维 g	总维生素A μgRAE	硫胺素(维生素B$_1$) mg	核黄素(维生素B$_2$) mg	烟酸 mg	维生素C mg	钙 mg	铁 mg	锌 mg
小麦粉（特一粉）	10.8	362	12.3	1.5	74.9	—	0	0.11	0.03	0.94	0	27	0.7	0.39
小麦粉（全谷物粉）														
谷薯类														
挂面（代表值）	11.5	353	11.4	0.9	75.1	0.9	—	0.17	0.04	2.09	0	20	2.3	0.72
面条（生，代表值）	24.2	301	8.9	0.6	65.6	0.8	—	0.22	0.07	1.80	0	12	4.3	1.09
馒头（代表值）	43.9	223	7.0	1.1	47.0	1.3	—	0.04	0.05	—	0	38	1.8	0.71
烙饼（标准粉）	36.4	258	7.5	2.3	52.9	1.9	—	0.02	0.04	—	0	20	2.4	0.94
稻米（代表值）	13.3	346	7.9	0.9	77.2	0.6	0	0.15	0.04	2.00	0	8	1.1	1.54
粳米粥	88.6	46	1.1	0.3	9.9	0.1	0	Tr	0.03	0.20	0	7	0.1	0.20
米饭（蒸，代表值）	70.9	116	2.6	0.3	25.9	0.3	0	0.02	0.03	1.90	0	7	1.3	0.92
玉米面（黄）	11.2	350	8.5	1.5	78.4	—	3	0.07	0.04	0.80	0	22	0.4	0.08
小米	11.6	361	9.0	3.1	75.1	1.6	8	0.33	0.10	1.50	0	41	5.1	1.87
莜麦面	8.8	391	13.7	8.6	67.7	—	—	0.20	0.09	0.29	0	40	3.8	2.18
马铃薯	78.6	81	2.6	0.2	17.8	1.1	1	0.10	0.02	1.10	14.0	7	0.4	0.30
红薯	83.4	61	0.7	0.2	15.3	—	63	0.05	0.01	0.20	4.0	18	0.2	0.16
豆类及坚果														
豆浆粉	1.5	426	19.7	9.4	66.8	2.2	—	0.07	0.05	0.70	—	101	3.7	1.77

食物名称	水分 g	能量 kcal	蛋白质 g	脂肪 g	碳水化合物 g	不溶性膳食纤维 g	总维生素A μgRAE	硫胺素(维生素B₁) mg	核黄素(维生素B₂) mg	烟酸 mg	维生素C mg	钙 mg	铁 mg	锌 mg
豆腐(代表值)	63.8	84	6.6	5.3	3.4	—	—	0.06	0.02	0.21	Tr	78	1.2	0.57
栗子仁(熟)	47.3	194	4.5	1.5	45.7	—	—	0.08	0.12	1.10	—	14	3.9	4.32
乳及乳制品														
人乳(代表值)	87.6	65	1.3	3.4	7.4	0.0	11	0.01	0.05	0.2	5.0	30	0.1	0.28
人乳(初乳,1—7 d)	87.5	68	2.2	3.8	6.2	0.0	148	0.01	0.04	—	—	30	0.1	0.53
人乳(过渡乳)	86.5	73	2.2	4.0	7.0	0.0	—	0.01	0.05	—	—	35	0.1	0.44
人乳(成熟乳)	87.7	70	1.2	4.4	6.5	0.0	30	0.01	0.04	—	Tr	31	0.1	0.24
纯牛奶(代表值)	87.6	65	3.3	3.6	4.9	0.0	54	0.03	0.12	0.11	Tr	107	0.3	0.28
酸奶(代表值)	81.0	86	2.8	2.6	12.9	—	23	0.03	0.12	0.09	1.3	128	0.3	0.43
黄油	0.5	888	1.4	98.0	0.0	0.0	—	—	0.02	—	—	35	0.8	0.11
乳酪[干酪]	43.5	328	25.7	23.5	3.5	—	152	0.06	0.91	0.60	—	799	2.4	6.97
肉类														
猪肉(代表值)	54.9	331	15.1	30.1	0.0	0.0	15	0.30	0.13	4.10	Tr	6	1.3	1.78
牛肉(代表值)	69.8	160	20.0	8.7	0.5	0.0	3	0.04	0.11	4.15	Tr	5	1.8	4.70
羊肉(代表值)	72.5	139	18.5	6.5	1.6	0.0	8	0.07	0.16	4.41	Tr	16	3.9	3.52
鸡肉(代表值)	70.5	145	20.3	6.7	0.9	0.0	92	0.06	0.07	7.54	Tr	13	1.8	1.46
猪肝	72.6	126	19.2	4.7	1.8	0.0	6502	0.22	2.02	10.11	—	6	23.2	3.68

食物名称	水分 g	能量 kcal	蛋白质 g	脂肪 g	碳水化合物 g	不溶性膳食纤维 g	总维生素A μgRAE	硫胺素(维生素B₁) mg	核黄素(维生素B₂) mg	烟酸 mg	维生素C mg	钙 mg	铁 mg	锌 mg
牛肝	68.7	139	19.8	3.9	6.2	0.0	20220	0.16	1.30	11.90	Tr	4	6.6	5.01
鸡肝	74.4	121	16.6	4.8	2.8	0.0	10414	0.33	1.10	11.90	Tr	7	12.0	2.40
鲤鱼	76.7	109	17.6	4.1	0.5	0.0	25	0.03	0.09	2.70	Tr	50	1.0	2.08
黄鱼[小黄花鱼]	79.4	114	17.0	5.1	0.0	0.0	94	0.03	0.08	0.72	Tr	191	0.7	0.88
鲑鱼[三文鱼]	74.1	139	17.2	7.8	0.0	0.0	45	0.07	0.18	4.40	Tr	13	0.3	1.11
沙丁鱼(茄汁、熟)	70.4	155	13.8	9.8	3.0	0.0	104	0.04	0.12	5.18	Tr	17	0.6	0.32
海虾	79.3	79	16.8	0.6	1.5	0.0	Tr	0.01	0.05	1.90	Tr	146	3.0	1.44
蛋类														
鸡蛋(代表值)	75.2	139	13.1	8.6	2.4	0.0	255	0.09	0.20	0.20	Tr	56	1.6	0.89
鸡蛋黄	51.5	328	15.2	28.2	3.4	0.0	438	0.33	0.29	0.10	Tr	112	6.5	3.79
鸭蛋	70.3	180	12.6	13.0	3.1	0.0	261	0.17	0.35	0.20	Tr	62	2.9	1.67
富含维生素A的蔬果类														
胡萝卜	90.0	32	1.0	0.2	8.1	—	342	—	0.02	—	9.0	27	0.3	0.22
南瓜(鲜)	93.5	23	0.7	0.1	5.3	0.8	74	0.03	0.04	0.40	8.0	16	0.4	0.14
茄子(紫皮,圆)	93.3	23	0.8	0.2	5.3	—	2	0.03	0.02	0.50	—	7	0.3	0.12
油菜(小)	96.0	12	1.3	0.2	1.6	0.7	122	0.01	0.08	Tr	7.0	153	3.9	0.87
菠菜(鲜)	91.2	28	2.6	0.3	4.5	1.7	243	0.04	0.11	0.60	32.0	66	2.9	0.85

食物名称	水分 g	能量 kcal	蛋白质 g	脂肪 g	碳水化合物 g	不溶性膳食纤维 g	总维生素A µgRAE	硫胺素(维生素B₁) mg	核黄素(维生素B₂) mg	烟酸 mg	维生素C mg	钙 mg	铁 mg	锌 mg
芹菜叶	89.4	35	2.6	0.6	5.9	2.2	244	0.08	0.15	0.90	22.0	40	0.6	1.14
西兰花	91.3	27	3.5	0.6	3.7	—	13	0.06	0.08	0.73	56.0	61	0.9	0.46
豆角(鲜,白)	89.7	35	2.2	0.2	7.4	2.6	48	0.06	0.04	0.90	39.0	26	0.8	0.60
扁豆	89.5	32	2.3	0.2	7.4	3.9	5	0.05	0.06	0.90	13.0	38	1.9	0.72
番茄[西红柿]	95.2	15	0.9	0.2	3.3	—	31	0.02	0.01	0.49	14.0	4	0.2	0.12
芒果	90.6	35	0.6	0.2	8.3	1.3	75	0.01	0.04	0.30	23.0	—	0.2	0.09
杏	89.4	38	0.9	0.1	9.1	1.3	38	0.02	0.03	0.60	4.0	14	0.6	0.20
蜜橘	88.2	45	0.8	0.4	10.3	1.4	138	0.05	0.04	0.20	19.0	19	0.2	0.10
橙子	87.4	48	0.8	0.2	11.1	0.6	13	0.05	0.04	0.30	33.0	20	0.4	0.14
其他蔬果类														
大白菜(代表值)	94.4	20	1.6	0.2	3.4	0.9	7	0.05	0.04	0.65	37.5	57	0.8	0.46
圆白菜[卷心菜]	93.2	24	1.5	0.2	4.6	1.0	6	0.03	0.03	0.40	40.0	49	0.6	0.25
绿豆芽	95.3	16	1.7	0.1	2.6	1.2	1	0.02	0.02	0.35	4.0	14	0.3	0.20
白萝卜(鲜)	94.6	16	0.7	0.1	4.0	—	Tr	0.02	0.01	0.14	19.0	47	0.2	0.14
黄瓜(鲜)	95.8	16	0.8	0.2	2.9	0.5	8	0.02	0.03	0.20	9.0	24	0.5	0.18
冬瓜	96.9	10	0.3	0.2	2.4	—	Tr	Tr	Tr	0.22	16.0	11	0.1	0.10
西葫芦	94.9	19	0.8	0.2	3.8	0.6	3	0.01	0.03	0.20	6.0	15	0.3	0.12

食物名称	水分 g	能量 kcal	蛋白质 g	脂肪 g	碳水化合物 g	不溶性膳食纤维 g	总维生素A μgRAE	硫胺素(维生素B₁) mg	核黄素(维生素B₂) mg	烟酸 mg	维生素C mg	钙 mg	铁 mg	锌 mg
苹果(代表值)	86.1	53	0.4	0.2	13.7	1.7	4	0.02	0.02	0.20	3.0	4	0.3	0.04
梨(代表值)	85.9	51	0.3	0.1	13.1	2.6	2	0.03	0.03	0.20	5.0	7	0.4	0.10
香蕉[甘蕉]	75.8	93	1.4	0.2	22.0	1.2	5	0.02	0.04	0.70	8.0	7	0.4	0.18
桃(代表值)	88.9	42	0.6	0.1	10.1	1.0	2	0.01	0.02	0.30	10.0	6	0.3	0.14
葡萄(代表值)	88.5	45	0.4	0.3	10.3	1.0	3	0.03	0.02	0.25	4.0	9	0.4	0.16

注:"—"表示"未检测";Tr表示"未检出"或"微量";()表示为食物的说明;□表示为食物的别名。
(摘自:中国食物成分表(第6版))

三、0—3 岁婴幼儿常见高含量营养素的食物

婴幼儿时期生长发育迅速,代谢旺盛,需要足量优质的营养素供给。不同食物中所含的营养素种类及含量差异很大,以下将介绍婴幼儿日常可能食用的高含某种营养素的食物,供膳食制作时的参考选择。

(一) 0—3 岁婴幼儿常见高优质蛋白质的食物

表 1-9　0—3 岁婴幼儿常见富含优质蛋白质的食物(以 100 g 可食部计)

食物	蛋白质含量(%)	食物	蛋白质含量(%)
豆腐	6.6	羊肉	18.5
牛奶	3.3	鸡(平均)	20.3
酸奶[a]	2.8	黄鱼(小黄花鱼)	17.0
奶酪(干酪)	25.7	海虾	16.8
猪肉(瘦)	20.3	鸡蛋(平均)	13.1
牛肉(代表值)	20.0		

a 酸奶指由动物乳添加乳酸杆菌发酵的产品,不同于乳酸菌饮料或含奶饮料。
摘自:中国食物成分表(第 6 版)

(二) 0—3 岁婴幼儿常见高 n-3 脂肪酸食物、高 n-6 脂肪酸食物

表 1-10　0—3 岁婴幼儿常见富含多不饱和脂肪酸的食物

富含 n-6 系脂肪酸的食物			富含 n-3 系脂肪酸的食物		
n-6 系脂肪酸	食物	含量(%)	n-3 系脂肪酸	食物	含量(%)
亚油酸	核桃油	64.9	α-亚麻酸	亚麻籽油	56.0
	葵花籽油	53.7		紫苏油	60
	豆油	51.5		核桃油	7.7
	玉米油	51.7	DHA	金枪鱼	0.89
	花生油	34.3		三文鱼	1.1
	芝麻油	43.6			

摘自:中国食物成分表(第 6 版)

(三) 0—3岁婴幼儿常见高膳食纤维食物

表1-11　0—3岁婴幼儿常见富含膳食纤维食物

食物	总膳食纤维(%)	食物	总膳食纤维(%)
燕麦片	13.2	四季豆	4.7
小米	4.6	空心菜	4.0
籼米	5.9	甘蓝	3.9
小麦粉	3.7	西兰花	3.6
红薯	2.2	蚕豆(煮)	3.6
土豆	1.2	胡萝卜	2.8[b]
豆腐干	6.8	苹果	1.9[b]
西芹	4.8	香蕉	1.8

a 中国食物成分表(第6版)
b 日本食物成分表(第7版)

(四) 0—3岁婴幼儿常见高维生素食物

根据营养素的代表性和日常喂养中的关注度,这里将主要对0—3岁婴幼儿常食用的高维生素 A、维生素 D、维生素 B_2 以及维生素 C 的食物进行介绍。

1. 维生素 A

表1-12　富含维生素 A 食物(以100 g 可食部计)

食物	含量(μgRAE)	食物	含量(μgRAE)
鸡蛋	255	胡萝卜	344
鸡蛋黄	438	菠菜(赤根菜)	243
猪肝	6 502	西红柿	31
牛肝	20 220	南瓜	74
羊肝	20 972	红薯	63
鸡肝	10 414	芒果	173
纯牛奶	54	哈密瓜	77
虹鳟鱼	206	杏	38

摘自：中国食物成分表(第6版)

2. 维生素 D

表 1-13 富含维生素 D 食物(以 100 g 可食部计)

食物	含量(μg)	食物	含量(μg)
沙丁鱼(番茄罐头)	20.0	猪肝	1.3
三文鱼(生)	22.0	木耳(干)	128.5
鸭蛋	6.2	白木耳(干)	15.1
鸡蛋	1.8	冬菇(新鲜)	0.9
鸡蛋黄(煮)	5.9		

摘自:日本食物成分表(第 7 版)

3. 维生素 C

表 1-14 富含维生素 C 食物(以 100 g 可食部计)

食物	含量(mg)	食物	含量(mg)
土豆	14.0	甜椒	130.0
猪肝	20.0	冬瓜	16.0
西兰花	56.0	大白菜	37.5
菠菜	32.0	刺梨	2 585.0
白萝卜	16.0	木瓜	43.0
卷心菜	40.0	橙	33.0
红心萝卜	20.0	枣	243.0
豆角(鲜,白)	39.0		

摘自:中国食物成分表(第 6 版)

4. 维生素 B_2

表 1-15 富含维生素 B_2 食物(以 100 g 可食部计)

食物	含量(mg)	食物	含量(mg)
纯牛奶	0.12	鸡蛋黄	0.29
奶酪(干)	0.91	鹌鹑蛋	0.49

食物	含量(mg)	食物	含量(mg)
猪肝	2.02	豆腐丝(干)	0.60
牛肝	1.30	大杏仁	1.82
鸡肝	1.10	香菇(干)	1.26
黄鳝丝	2.08	紫菜(干)	1.02
鸡蛋	0.20		

摘自：中国食物成分表(第6版)

(五) 0—3岁婴幼儿常见高矿物质食物

1. 钙

表 1-16　高钙的食物含量表(以 100 g 可食部计)

食物	含量(mg)	食物	含量(mg)
纯牛乳	107	油菜	148
酸奶	128	秋葵	101
奶酪(干)	799	菠菜(赤根菜)	66
虾米(海米)	555	大白菜	57
豆腐	78	茄子(紫皮,长)	50
豆腐干	447	西兰花	50

摘自：中国食物成分表(第6版)

2. 锌

表 1-17　高锌的食物含量表(以 100 g 可食部计)

食物	含量(mg)	食物	含量(mg)
猪肉(瘦)	2.99	生蚝	71.20
牛肉	4.70	牡蛎	9.39
羊肉	3.52	扇贝	11.69

食物	含量(mg)	食物	含量(mg)
猪肝	3.68	纯牛奶	0.18
牛肝	5.01	板栗	8.00
羊肝	3.45	油菜(黑)	1.27
鸡肉	1.46	枣(鲜)	1.52
鸡肝	2.40		

摘自：中国食物成分表(第6版)

3. 铁

表 1-18　高铁的食物含量表(以 100 g 可食部计)

食物	含量(mg)	食物	含量(mg)
小米	5.1	黄豆	8.2
猪肉(瘦)	3.0	鸡蛋	1.6
牛肉	1.8	鸡蛋黄	6.5
羊肉	3.9	黑木耳	97.4
猪肝	23.2	紫菜	54.9
牛肝	6.6	油菜(黑)	5.9
羊肝	7.5	菠菜(赤根菜)	2.9
鸡肉	1.8	木耳菜	3.2
鸡肝	12.0		

摘自：中国食物成分表(第6版)

第三节   0—3岁婴幼儿平衡膳食宝塔

《中国居民平衡膳食宝塔(2016)》是根据《中国居民膳食指南(2016)》的核心推荐,结合我国居民的实际营养状况,为便于公众理解和记忆而转化成的图形化呈现。膳食宝塔图可以直观地告诉居民每日应吃食物的种类及相应的数量,对合理调配、平衡膳食进行具体指导。

《中国居民平衡膳食品宝塔(2016)》塔身分4至5层,每层为不同颜色,每层的面积大小可以反映出每类食物推荐摄入量的多少。为了实现平衡膳食,建议每人每天每层都要吃到,而绝对不能少吃或只吃某层食物。同时,在膳食宝塔的每一层里,都包含有多种食物,即是提示饮食应丰富多彩。

本节将介绍用于指导3岁以下婴幼儿喂养的膳食宝塔的结构,包括《中国6月龄内婴儿母乳喂养关键推荐示意图》《中国7—24月龄婴幼儿平衡膳食宝塔》以及《中国学龄前儿童平衡膳食宝塔》。

一、中国6月龄内婴儿母乳喂养关键推荐示意图

《中国6月龄内婴儿母乳喂养关键推荐示意图》如图1-3所示,共有5层塔,整个塔身仅一种颜色,表示推荐纯母乳喂养,塔身左侧列出8条关键推荐内容。

二、中国6—24月龄婴幼儿平衡膳食宝塔

《中国7—24月龄婴幼儿平衡膳食宝塔》如图1-4所示,共有4层塔,4种颜色,推荐继续母乳喂养并从满6月龄开始添加辅食;塔身左侧上方为10条关键推荐内容,左侧下方的图案表示鼓励逐步自主进食。右侧按7—12月龄和13—24月龄两个年龄段分别给出了推荐的食物种类及食物量。

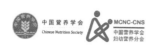

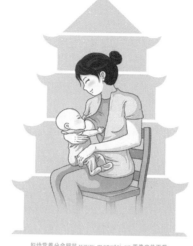

图1-3 中国6月龄内婴儿母乳喂养关键推荐示意图①

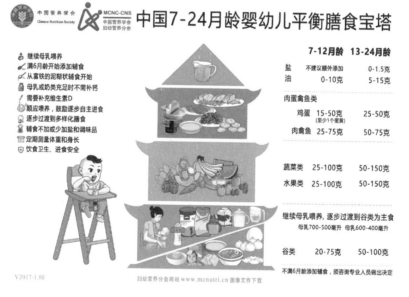

图1-4 中国7—24月龄婴幼儿平衡膳食宝塔②

---

① 该图来自中国营养学会妇幼营养分会官网：http://www.mcnutri.cn/。
② 该图来自中国营养学会妇幼营养分会官网：http://www.mcnutri.cn/。

三、中国学龄前儿童平衡膳食宝塔

《中国学龄前儿童平衡膳食宝塔》如图 1-5 所示,塔身结构和颜色与《中国居民平衡膳食品宝塔(2016)》完全一致,共 5 层塔,5 种颜色;塔身左侧上方为 8 条关键推荐内容,左侧下方的图案表示充足户外活动;右侧按 2—3 岁和 4—5 岁两个年龄段分别给出了推荐的食物种类及食物量。

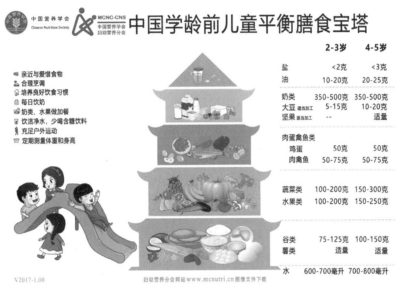

图 1-5　中国学龄前儿童平衡膳食宝塔[①]

参考文献

［1］中国营养学会.中国居民膳食营养素参考摄入量［M］.北京:科学出版社,2014.

［2］耿倩,徐丽,生庆海.母乳的营养成分研究［J］.中国妇幼保健,2008,23(08):1161-1164.

［3］Department of Nutrition for Health and Development World Health Organization. Complementary Feeding：Family Foods for Breastfed Children

---

① 该图来自中国营养学会妇幼营养分会官网:http://www.mcnutri.cn/。

［R/OL］.［2000-12-31］. https：//www. who. int/maternal_child_adolescent/ documents/nhd_00_1/en/.

［4］Chessa K. Lutter，Juan A. Rivera. Nutritional Status of Infants and Young Children and Characteristics of Their Diets［J］. The Journal of Nutrition，2003（133）：2941S-9S.

［5］WHO. Guiding Principles for Feeding Non-breastfed Children 6 - 24 Months of Age［M］. Geneva：WHO，2005.

［6］杨月欣，中国疾病预防控制中心营养与健康所. 中国食物成分表：标准版（第6版　第一册）［M］.北京：北京大学医学出版社，2018.

［7］杨月欣，中国疾病预防控制中心营养与健康所. 中国食物成分表：标准版（第6版　第二册）［M］.北京：北京大学医学出版社，2019.

［8］中国营养学会妇幼营养分会.中国妇幼人群膳食指南（2016）［M］.北京：人民卫生出版社，2018.

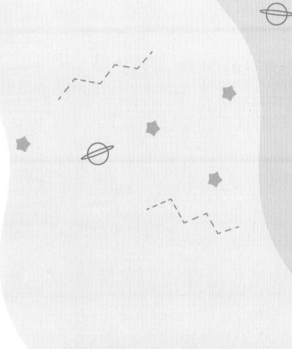

第二章

符合0—3岁婴幼儿进食和消化能力发育特点的喂养照护方法

【学习目标】

1. 了解与婴幼儿消化系统结构相关的喂养问题并掌握解决办法。

2. 掌握符合婴幼儿消化吸收能力的喂养方法。

3. 掌握符合婴幼儿感知觉及动作能力发展规律的喂养方法。

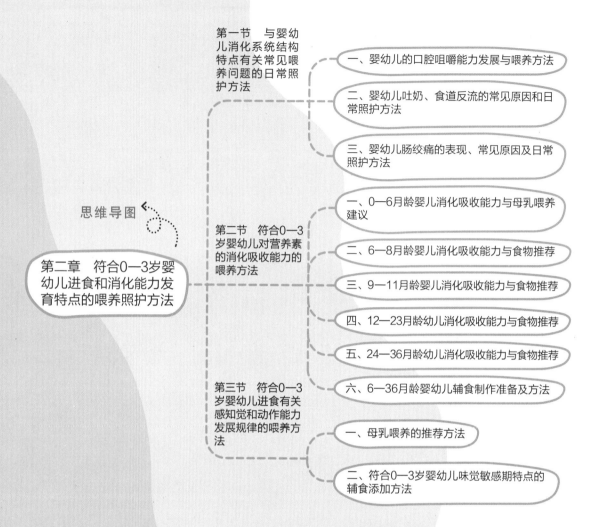

思维导图

第二章 符合0—3岁婴幼儿进食和消化能力发育特点的喂养照护方法

第一节 与婴幼儿消化系统结构特点有关常见喂养问题的日常照护方法
一、婴幼儿的口腔咀嚼能力发展与喂养方法
二、婴幼儿吐奶、食道反流的常见原因和日常照护方法
三、婴幼儿肠绞痛的表现、常见原因及日常照护方法

第二节 符合0—3岁婴幼儿对营养素的消化吸收能力的喂养方法
一、0—6月龄婴儿消化吸收能力与母乳喂养建议
二、6—8月龄婴儿消化吸收能力与食物推荐
三、9—11月龄婴儿消化吸收能力与食物推荐
四、12—23月龄幼儿消化吸收能力与食物推荐
五、24—36月龄幼儿消化吸收能力与食物推荐
六、6—36月龄婴幼儿辅食制作准备及方法

第三节 符合0—3岁婴幼儿进食有关感知觉和动作能力发展规律的喂养方法
一、母乳喂养的推荐方法
二、符合0—3岁婴幼儿味觉敏感期特点的辅食添加方法

　　父母和照护人员应了解消化道系统和进食相关能力发育的规律，根据婴幼儿的营养需要、消化能力、进食能力和感知觉的特点制备适合的食物，并采取适宜的喂养方式。应注意，适宜的喂养应考虑婴幼儿年（月）龄，满足婴幼儿的营养需要，而且帮助婴幼儿建立多种能力。

　　父母和照护人员还需要理解科学喂养的要点，婴幼儿接受母乳之外的食物、发展相应的进食能力是相当复杂和有难度的系统行为工程，适应喂养方式和建立进食能力都需要循序渐进。婴幼儿通过多次尝试才能适应一种新食物的味道、质地和成分。

　　婴幼儿喂养中遇到的问题常常是因为照护人员忽视婴幼儿的进食和消化能力，仅凭主观判断或者依据成人饮食模式评价婴幼儿进食情况而导致的。为此，本章通过介绍与婴幼儿消化系统结构相关的喂养问题和解决方法、符合婴幼儿消化吸收能力和感知觉及动作能力发展规律的喂养方法，帮助婴幼儿照护人员学习婴幼儿喂养的原则——归回儿童、顺应喂养，将理论与实践融会贯通。

第一节　与婴幼儿消化系统结构特点有关常见
喂养问题的日常照护方法

婴幼儿消化系统结构的特点决定了他们的咀嚼能力比成人弱,而且容易发生流涎(流口水)、吐奶、胃食道反流、腹胀和短暂的腹痛。在日常喂养和照护中,照护人员应根据婴幼儿的特点,采取适宜的喂养方式,遇到问题分析原因并采取恰当的解决方法。

一、婴幼儿的口腔咀嚼能力发展与喂养方法

(一) 婴幼儿常见的咀嚼方式与喂养方法

婴儿在半岁之前以吸吮的方式进食液体食物。小婴儿的挺舌反射与母乳喂养的含接技巧密切相关,通过舌头向口外伸出、包裹母亲的乳头乳晕(简称"裹奶"),在口内形成长条管状的结构,便于乳汁通畅地流出。4—6个月之后,婴儿的挺舌反射逐渐消失,舌头逐渐能够向口内翻卷进食固体或半固体食物。

婴儿出生之后应及早开始母乳喂养,以建立良好的含接和"裹奶"。婴儿需要与母亲不断磨合哺乳的姿势和含接,实现成功"裹奶"。还要避免不必要地使用奶瓶奶嘴而引起"乳头混淆"。

6月龄左右,婴儿舌头能够前后运动并带动下颌运动,门牙长出之后可以阻挡舌头往前伸,能够闭口吞下食物。此时的喂养要点为:

- 从糊状食物开始,逐渐增稠;
- 给孩子喂辅食的时候,成人抱着孩子坐,两人上身都稍微后仰;
- 用浅浅的勺子每次送少量食物入口,等孩子嘴巴闭上了再轻轻撤出勺子。

7—8月龄,婴儿的上下唇可以闭紧,舌头出现上下运动,可以挤压食物。此时的喂养要点为:

- 吃稠糊状食物;

- 辅助喂食的时候要注意孩子的坐姿保持稳定,确保身体和双脚都得到稳定支撑;

- 仍然使用浅浅的勺子送食物入口,但是引导、留意和配合孩子自己对食物的吸和舔的动作。

9—11 月龄左右,婴儿的咀嚼动作得到进一步发展,牙槽骨变硬可以参与压碎食物,舌头发展了左右运动。婴儿闭嘴咀嚼时可以看到嘴唇明显的扭动。此时的喂养要点为:

- 适宜软烂的食物;

- 可以使用稍深的勺子;

- 要注意孩子的自主进食意愿,把食物放在孩子方便伸手够拿的地方。

12—18 月龄,婴幼儿已经萌出多颗牙齿,口腔咀嚼能力进一步发展。上下门牙可以配合用力撕咬食物。臼齿萌出,能够研磨食物。孩子主动进食的动作活跃,会将脸和身体迎向食物、伸手抓食物。此时的喂养要点为:

- 食物已接近日常食物,只是质地还需稍微软烂;

- 可以让其尝试用勺子吃饭、用杯子喝水。

一岁半之后,幼儿咀嚼基本依靠牙齿完成。幼儿的食物种类越来越丰富、接近成人食物,但是幼儿的咀嚼能力仍比成人弱,不能完全吃成人食物,要注意食物的软硬程度是否合适。如果食物含纤维多(如菜叶)或比较硬且难咬(如肉),就容易吐出来或者整个吞下。

(二)婴幼儿牙齿萌出前后的进食特点和喂养照护方法

第一颗乳牙萌出大约在 4—8 月龄,有些婴儿早一点,有些晚一些。乳牙的萌出与辅食添加在同时期。喂养和照护要考虑进食特点,也要注意长牙过程的安抚和口腔卫生。

 案例 1

> 明明,6 个月半,辅食添加 10 天。每日按需母乳喂养,并吃 1—2 次糊状的鸡肉泥或南瓜泥,每次吃 3 小勺。最近几天家长发现宝宝对辅食的兴趣减弱,还发现宝宝流口水增多。白天时情况还好,但是夜间哭闹增多。

分析:

考虑明明的月龄,孩子主要用舌头和牙床咀嚼。泥状食物符合宝宝目前的进食能力。随着月龄增加和更多牙齿萌出,建议家长逐渐增加食物的稠度和硬度。

针对最近孩子食欲下降的问题,可以从进食特点、乳牙萌出、疾病、养育环境四个方面观察和分析原因。有时可能多个原因共存。

原因1：婴儿对辅食的兴趣不稳定。6月龄婴儿辅食添加初期，仍以母乳喂养为主，婴儿的进食半固体食物能力有限，对母乳之外的食物的兴趣可能不稳定。

解决办法：需要照护人员保持耐心，不必强求进食量。每日继续提供1—2次辅食，观察孩子的进食兴趣。

原因2：牙齿萌出带来的不适会影响辅食进食。牙齿从牙槽骨萌出穿破牙龈的过程会带来各种不适，可能出现体温升高。不适感在口腔和面部比较集中，咀嚼吞咽尤其会加重不适感觉。通过观察口腔可以判断是否正在出牙，如出牙部位的牙龈红肿明显，结合唾液分泌增多和夜间哭闹增加，可基本确定为牙齿萌出前后。

解决办法：加强对婴儿的安抚，增加母乳喂养次数和母亲的陪伴。可以暂缓添加辅食或酌情减少食物量，等牙齿长出之后再恢复。为了缓解出牙的不适，可以给孩子咬黄瓜条等凉凉的食物。此时开始注意口腔卫生保健（参见本系列图书中的保育内容）。

原因3：患病时食欲减弱。婴儿半岁左右患病增加。此时从母体获得的抗体活性基本消失，而婴儿自身的免疫力弱，因此容易被环境中的病原微生物感染，导致感冒、腹泻等。

解决办法：甄别是否因患病影响进食。可以测试体温，观察有无咽喉红肿、流鼻涕、出疹子、排便改变等症状。及时治疗疾病，待疾病痊愈继续添加辅食。

原因4：养育环境改变引起婴儿行为退化。母婴分离和主要照护人员改变等变化可能影响婴儿进食。母亲产假结束回去上班、家中帮忙照顾孩子的老人换班、婴儿入托初期等情况也会影响进食。

解决办法：需要照护人员之间细心交接、充分沟通，尽量保持原有的养育环境，将变动最小化，同时耐心安抚婴儿，帮助婴儿适应新环境。

二、婴幼儿吐奶、食道反流的常见原因和日常照护方法

食物吞咽之后通常在消化道单向推进，经过食道，从贲门进入胃，从幽门离开胃进入小肠（参见第一册第二章第一节）。食道反流，指食物按与上述方向相反的方向流动，如从食道上行从口中呕吐、从胃的贲门流入食道。成人消化道防止食道反流的机制非常健全，如食道收缩蠕动、胃呈垂直位置（贲门在上，幽门在下）、贲门和幽门的环形括约肌等，都能确保液体或食物糜团单向推进。

然而，婴幼儿，尤其是婴儿，由于消化道结构特点（见第一册第二章）容易发生食道反流，出现溢奶和吐奶现象，给婴幼儿带来或轻或重的不适，也为家长和照护人员带来焦虑。但是大多数婴幼儿的食道反流属于生理现象，不是疾病，不需要治疗，而是需要注意及时拍嗝和清洁护理。

（一）婴幼儿吐奶和食道反流的常见原因

婴幼儿消化道特点，造成食道反流多见。具体原因如下：

1. 婴幼儿的胃呈水平位置（贲门与幽门几乎水平）、贲门松、幽门紧，而且食管肌肉收缩力弱，因此吃入的液体或固体食物容易发生反向流动。

2. 婴幼儿胃酸分泌较少，胃酸与奶液在胃中混合形成半固体凝块的过程不充分，也增加了胃中奶液返流的可能性。

3. 婴幼儿吃奶过程咽下混入的空气，气泡在胃中上升也会带动奶液反向流动。这一点在奶瓶喂养的婴幼儿中比较常见。

4. 疾病原因（比如消化道梗阻①）非常少见，需要就诊治疗。

随着月龄增长，婴幼儿食道返流会逐渐减少和消失。随着婴幼儿胃肠道的发育，胃和食道的肌肉增强、胃逐渐从水平位置改变为垂直位、胃酸分泌增加。

（二）婴幼儿吐奶和食道返流的日常照护方法

婴幼儿每次吃奶或喝水之后，成人需要给婴儿拍背，帮助排出吞咽进入食道和胃的空气，即排嗝。注意，拍背排嗝之后不要马上放下婴儿，还需要再竖抱一会儿。

拍背的方法：

第一步　做好拍背前的准备

抱起婴儿，使头、背部竖起。拍背的成人可以坐着或者站着，婴儿的姿势可选用直立式、端坐式或者侧趴式（图 2-1）。无论采取何种姿势，都要注意使婴儿的头部得到支撑。直立

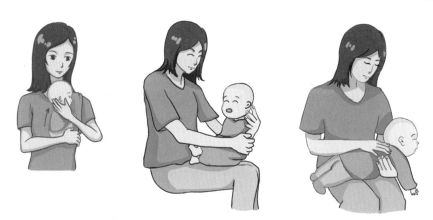

图 2-1　从左到右依次是直立式、端坐式或者侧趴式②

---

① 消化道梗阻：属于消化内科的急症，指消化道的任何位置的上下不通畅，发生梗阻之后会有腹胀、腹痛、恶心、呕吐等症状。

② 该图由康乐提供。

式最常用,而且适合身体较软的新生儿或小月龄的婴儿。直立式时婴儿头部靠着成人肩膀、端坐式时成人用手托住婴儿的头部和背部。

第二步 将手指和拇指并拢成弓状(见图2-2),拍打婴儿的背部。拍打动作应以适当频率(大约每秒2—3下)进行,并加以一定的力量由下向上拍打震动婴儿背部。

图2-2 手指和拇指并拢成弓状示意图①

操作重点

① 力度适当,帮助婴儿拍出嗝即可。

② 拍打后背的时间大约1—2分钟即可。

③ 应确保婴儿的头部、躯干得到支撑。

 案例2 婴儿吐奶

> 明明,6个月半大。妈妈最近产假结束,请奶奶白天照顾孩子。妈妈白天挤出乳汁,储存在冰箱里。奶奶白天给明明吃温热后的母乳4—5次,还有1—2次菜泥和鸡肉泥。奶奶说明明有时吐奶。因为之前没有出现过这种情况,家人担心生病了。

分析原因

询问后了解到,明明的妈妈和爸爸在医院的孕妇课堂上,跟着护士学习了正确的拍背排嗝的方法。在家中一直坚持给明明吃奶后拍背。之前,没有发生过吐奶。

明明是奶奶的第一个孙子,奶奶有几十年没有照顾过小宝宝了。奶奶虽然知道吃奶后拍背,但是只是轻轻摸了摸明明的后背,担心力气大了让孩子受伤,所以有时能拍出嗝、有时

---

① 该图由康乐提供。

没有。明明几次躺下后吐奶，均是因为躺下之前都没有排出嗝。

解决办法：明明的爸爸或妈妈向奶奶示范正确的拍背排嗝的方法。

三、婴幼儿肠绞痛的表现、常见原因及日常照护方法

婴儿、幼儿和儿童的腹部不适比较常见，大部分可以自行缓解，只有少数严重者需要临床就诊。婴儿肠绞痛发作时哭闹不止、表情痛苦，不容易安抚，往往令家长和照护人员精神紧张、烦恼，担心患疾。幼儿也会出现类似婴儿肠绞痛的腹痛，但程度比较轻，该现象有时甚至会被误解为孩子逃避去幼儿园的借口。

（一）婴儿肠绞痛的表现、常见原因及日常照护方法

1. 婴儿肠绞痛的表现和常见原因

婴儿肠绞痛的高发时期为从出生后 10 天到 3 个月，多出现在下午或晚间某一固定时间段，也常在睡醒时出现。婴儿的肠绞痛主要表现为烦躁不安、脸涨红、持续而剧烈的哭闹、蜷腿和踢腿，在放屁排气或排便之后很快缓解。虽然腹部不适类似肠绞痛，但是没有明确的腹部疼痛点，同时腹部鼓起但比较软。

婴儿肠绞痛的原因尚不完全明了，可能是由于婴儿的肠蠕动比较强，容易出现短暂的肠套叠和肠痉挛；还有可能与喂奶姿势不舒适、吞入空气过多、食物不适应、饥饿或消化不良等因素有关。

2. 婴儿肠绞痛的日常照护方法

发现婴儿疑似肠绞痛，照护人员首先应控制好自己的情绪、保持镇静，然后安抚婴儿、缓解腹部压力、帮助排气。

（1）安抚

照护人员抱起婴儿，轻轻抚摸婴儿的后背和前胸，也可以抱着婴儿四处走走，轻柔地哼歌给婴儿听，或者给婴儿洗温水澡。尽管这些安抚措施不能完全缓解其腹部不适，但可以分散注意力，让婴儿感觉好一些。

（2）缓解腹部压力

婴儿俯卧时，依靠身体重力引起床面挤压腹部可以缓解腹压。

照护人员可以双腿并拢坐下，让婴儿趴在腿上，照护人员轻轻晃动双腿悠一悠婴儿。力气大的爸爸可以让婴儿趴在手臂上。

照护人员还可以和婴儿玩"飞机趴"：成人仰卧，蜷起双腿并拢小腿，让宝宝趴在上面，扶着宝宝的手臂，轻轻晃动双腿。

（3）帮助排气

排出胃肠道气体对缓解肠绞痛非常重要。每次吃奶之后要认真拍背排嗝，还可以用温暖的手掌轻轻按摩宝宝的肚子，顺时针打圈，每天 2 次、每次 10 圈左右。

(二) 幼儿肠绞痛的常见原因及日常照护方法

1. 幼儿肠绞痛的常见原因

与婴儿肠绞痛相似，幼儿也常常出现原因不甚明确的暂时的腹痛。2 岁以上儿童会说话，可能说"肚子痛"，表情可能有一些痛苦，也可能没有。幼儿肠绞痛除了与婴儿肠绞痛类似的原因，还可能与情绪变化有关，如天气变化、被批评、母子分离、照护人员更换等。

2. 幼儿肠绞痛的日常照护方法

发现幼儿疑似肠绞痛，照护人员首先应控制好自己的情绪、保持镇静，然后安抚孩子，给孩子喝点温水、揉揉肚子、休息一会儿。

第二节　符合 0—3 岁婴幼儿对营养素的
消化吸收能力的喂养方法

一、0—6 月龄婴儿消化吸收能力与母乳喂养建议

（一）0—6 月龄婴儿的母乳喂养建议

1. 早开奶，婴儿出生之后尽早吃上初乳

新生婴儿早接触、早开奶，尽早开始母乳喂养。

早开奶，指新生儿娩出之后即刻与母亲进行皮肤接触，新生儿裸身趴在母亲裸露皮肤的胸腹自主寻乳。早开奶是新生儿基本保健的内容，也是爱婴医院《促进母乳喂养成功十项措施》的重要内容，有助于：

- 促使母乳喂养成功；
- 延长母乳喂养持续时间；
- 有助于新生儿调节体温，获得母亲身上的有益菌，帮助建立婴儿自己的菌群，构建免疫系统。

初乳是婴儿出生之后最初几天母亲分泌的乳汁，分娩前乳房已经开始分泌。吃初乳对新生儿非常重要：

- 虽然初乳的分泌量每次只有几滴，但是完美匹配新生婴儿的胃容量。
- 初乳含有大量的蛋白质、免疫球蛋白和维生素 A，因此外观黏稠，呈橘黄色甚至淡蓝色，初乳被喻为人生第一剂免疫保护，保护新出生婴儿避免感染。

注意，不应给健康的新出生婴儿喂母乳之外的食物。在有些地方文化、家庭习惯的影响下，或在某些医院的操作规范中，为"预防低血糖"给新出生婴儿喂葡萄糖水、白糖水、蜂蜜水、配方奶等母乳以外的食物，其实这些做法没有科学依据，而且均会延迟新生儿与母亲的第一次关键性接触。

2. 识别婴儿进食信号，按需母乳喂养

母亲和照护人员应正确识别婴儿的进食信号，做到及时、按需哺乳：

• 刚出生的小婴儿发出的进食信号有轻度烦躁、张开嘴、左右转头、吐舌头、吮吸手指或拳头。这些信号是婴儿想吃奶的初期征象，是母乳喂养的好时机。

• 哭闹是过度饥饿的信号，已经错过婴儿愿意母乳喂养的时机，因饥饿而哭闹的婴儿往往难以顺利含接乳房吸吮乳汁，需要先安抚。

3. 频繁母乳喂养，昼夜哺乳 8—12 次或以上

乳汁的分泌量依赖婴儿多吸吮，及时移出乳房内的乳汁。第一册第三章第二节介绍了乳汁分泌机制与催乳素和催产素（缩宫素）反射有关，而这两种垂体激素由婴儿吸吮乳房对乳房产生刺激而分泌。因此，按需频繁母乳喂养有助于分泌充足乳汁。

母乳易于消化、消化速度快，完美配合了新生儿小小的胃，因此母乳喂养婴儿的进食间隔短，有时隔 1 个小时又要进食。6 个月内婴儿每天母乳喂养大约 8—12 次或更多。注意，夜间哺乳对婴儿的生长发育很重要，同时对保持乳汁分泌也很重要。如果婴儿含接良好、吃奶之后出现满足感、体重持续增加，则不必纠结于哺乳次数。

4. 纯母乳喂养 6 个月，不需要额外喂水

纯母乳喂养能够满足健康婴儿出生后最初 6 个月内全部营养需要。母乳顶饥止渴：

• 母乳含有新生儿需要的所有营养。

• 母乳的含水量为 88%，完全能够满足婴儿对水分的需要，即使在炎热天气里也能提供充足水分，不需要额外喂水。额外喂水会占用小婴儿的胃容量、减少婴儿吸吮乳汁、减少母乳分泌。另外，水和喂水工具的卫生问题会增加健康风险。

5. 婴儿患病时需要增加母乳喂养，母亲感冒时可以继续哺乳

患病的婴儿需要增加母乳喂养，原因在于：

• 母乳对于患病婴儿是最容易消化吸收的食物。对于腹泻的婴儿，母乳可以补充婴儿因稀便所丢失的水分和营养素。

• 母乳喂养能够安抚患儿，促进康复。

注意，如果新生儿不能吸吮，可以挤出母乳用小杯子喂养。

母亲患感冒或者腹泻期间通常可以继续母乳喂养，此时母乳中含有特异抗体，持续保护婴儿避免患病。患病的母亲需要：

• 多休息、好好吃饭，尽快恢复健康。

• 注意擤鼻涕、咳嗽或打喷嚏之后要洗手。

• 感冒期间要戴口罩、遮住口鼻。

6. 使用辅助喂养工具(奶瓶奶嘴)需要认真注意指征,避免影响婴儿吸吮乳房

如果新生儿使用奶瓶和安抚奶嘴(橡皮奶嘴)喂养的目的在于辅助吸吮,需要注意使用的医学指征。比如,吸吮无力的婴儿、口腔畸形的婴儿(如唇腭裂患儿),如非必要不建议使用这些辅助喂养工具,因为这会引起乳头混淆,干扰母乳喂养,并增加腹泻和其他常见感染的风险。

(二) 0—6月龄婴儿母乳喂养常见问题的解决方法

喂养小婴儿的过程中会遇到各种各样的问题,即使母亲已有母乳喂养经验,喂养下一个宝宝的时候也会遇到新的问题。母乳不足、婴儿哭闹以及拒绝吃母乳是最常见的母乳喂养问题。

1. 母乳不足

(1) 原因

人们常常担心宝宝没有吃饱,而焦虑"母乳不足"。事实上,几乎每个母亲都能分泌足够的乳汁来喂哺1—2个婴儿。因为生理原因不能分泌乳汁的情况非常少见,担心"母乳不足"的妈妈可能乳汁分泌充足只是摄入不足。

母乳摄入不足的原因有:

- 出生时开奶晚;
- 母乳喂养次数不足;
- 定时喂奶;
- 添加水或配方奶;
- 使用奶瓶奶嘴喂养;
- 含接有问题等。

因此,母亲能分泌多少乳汁并不是问题的关键,重要的是考虑婴儿吃了多少母乳。

注意,让人们误以为母乳不足的假象有很多,比如:

- 婴儿在喂奶后似乎还不满足;
- 婴儿哭闹;
- 婴儿需要频繁吃奶;
- 喂奶持续时间过长;
- 婴儿拒吃母乳;
- 婴儿排便少;
- 不能从母亲乳房挤出可见到的奶液;
- 母亲的乳房看上去没有别人的大;
- 母亲产后疼痛或休息不足造成焦虑等。

以上指征不能说明母乳不足。已经吃足母乳的婴儿可能因为尿湿了不舒服、困了想睡觉、累了烦了、生理性肠绞痛等各种原因哭闹。

那么,我们如何来判断母乳是否充足呢? 最可靠的指征是"体重适度增长"。如果婴儿生长发育良好,说明吃到了足够的母乳。

(2) 解决办法

如果担心母乳不足,首先需要客观分析和判断,不应随意质疑母亲的泌乳能力、打击母乳喂养信心,避免引起母亲焦虑和对代乳品或奶瓶奶嘴的不必要使用。对于确实母乳摄入不足的情况,仔细排查可能原因,给予相应的帮助:

● 对于吸吮不良导致摄乳不足,应该调整母乳喂养姿势,促进母亲和婴儿耐心磨合和改善含接。

● 对于限制哺乳时间或次数导致婴儿没有吃饱的情况,应该仔细观察婴儿的进食信号进行按需喂养。

● 对于喂水、代乳品或者过早添加辅食引起母乳喂养减少,应减少母乳之外的水或食物,保证母乳喂养。

2. 婴儿哭闹

婴儿哭闹是造成母亲减少或停止母乳喂养的另一个常见原因。婴儿的哭闹会使母亲心烦意乱,影响母子感情,也会使家庭其他成员间的关系紧张。很多人将"婴儿哭得太多"认为是母乳不足、婴儿饿得哭,于是给婴儿添加不必要的代乳品或者提前加辅食。其实,添加这些食物并不能减少婴儿哭闹,有时因为这些食物并不合适婴儿,甚至会哭闹得更厉害。

(1) 原因

很多原因会引起婴儿哭闹,常见原因如下:

● 不舒服(尿布脏了、过热、过冷)

● 疲乏(来访者太多)

● 生病或疼痛(哭声和平时不同)

● 饥饿(奶不够吃,生长太快)。婴儿有时可能生长得快了,在几天里显得特别饥饿,会频繁要求吃奶。这一现象在婴儿 2 周、6 周和 3 个月左右时最为常见,也可能发生在其他时候。如果婴儿频繁吸吮,几天后奶量会随之增加,吃奶的次数会减少下来。

● 母亲的食物(任何食物均可能引起,有时是牛奶)。有时母亲会发现,当她吃了某种食物后,婴儿就会烦躁,这是因为食物中的某些物质排入乳汁。任何食物都可能引起上述现象,但无法明确哪些食物母亲不能吃,只能靠母亲自己多加注意。

● 母亲服用药物(咖啡因、烟草及其他)

● 肠绞痛(肠蠕动强,引起暂时肠痉挛或肠套叠)。有些婴儿的哭闹是一种规律性的哭闹,每天在某一固定的时间连续哭闹不停,多在晚上。哭闹时,婴儿绷直双腿,似乎有腹痛,有时像是要吃奶,但喂奶又无法使其安静下来。婴儿这种哭闹方式,可能是因为肠蠕动快,或肠道有气体,具体原因尚不清楚,称之为"肠绞痛"。有肠绞痛的婴儿通常生长良好,3个月以后哭闹就减少了。

• "高需求"的婴儿。有些婴儿在家哭得比谁都凶,总是要人抱着或有人陪着;当有的母亲抱着婴儿外出活动时,婴儿的哭闹就会减少;如果母亲离开家把婴儿留在家,或者让其独自睡在小床上,婴儿就会哭得比较凶。

(2)解决办法

解决婴儿哭闹的重要方法是确定婴儿哭闹的原因,表2-1归纳了婴儿哭闹的常见原因及相应解决办法。具体操作时,往往需要综合所有信息,具体分析婴儿哭闹的原因和解决办法。如果考虑饥饿引起婴儿哭闹,则需要全面了解喂养情况,了解母亲是否受到了来自家人的压力,以及其他家庭成员对婴儿哭闹原因的看法;还要观察吸吮、姿势等情况,明确婴儿是否有疾病或疼痛,如果需要的话,检查婴儿的生长监测图。

表2-1　对应婴儿哭闹常见原因的解决办法

常见原因	解决办法
不舒服	换尿布,调整环境温度,安抚婴儿
疲乏	减少访客,安抚婴儿
生病或疼痛	治疗疾病,安抚婴儿
饥饿	增加母乳喂养次数,安抚婴儿
母亲的饮食中含有一些特殊的成分	更换食物,安抚婴儿
母亲服用药物	安抚婴儿,换药
婴儿肠绞痛	安抚婴儿
"高需求"的婴儿	安抚婴儿

3. 婴儿拒吃母乳

婴儿拒吃母乳会让母亲感到很受伤,有挫折感,觉得婴儿不喜欢自己了。婴儿拒吃母乳有各种各样的表现,比如:含着乳头但不吸吮或吸吮得很弱、一碰乳房就哭闹表示抗拒、吃奶才一分钟就放开乳头、只吃一侧奶而拒吃另一侧等。

(1)原因

在帮助母亲和婴儿恢复愉快的母乳喂养之前,需要知道婴儿拒吃母乳的原因。很多情况可能导致婴儿拒吃母乳,详见表2-2。

表2-2　拒绝吃母乳的原因

大　类	细　目
疾病、疼痛或镇静剂作用	感染 脑损伤 挫伤疼痛(分娩时使用了吸引器、产钳) 鼻塞 口腔痛(鹅口疮、长牙)
母乳喂养技术上的困难	奶瓶喂养、安慰奶嘴 得不到更多的乳汁(含接不好) 哺乳位置不正,婴儿头后部受压 母亲摇晃乳房 限制喂养时间 吸吮协调困难
环境改变(尤其在婴儿3—12个月大时)	与母亲分离(母亲上班时) 新看护人,或看护人太多 家庭常规的改变 母亲生病 母亲患乳腺炎 母亲来月经 母亲气味变化
表面上拒奶	寻找乳房(新生儿) 注意力分散(4—8个月婴儿) 已自动断奶(1岁以上)

（2）解决办法

● 增加母亲和婴儿的接触。不要长时间把婴儿留给其他人照看。母亲和婴儿在一起时要有足够的皮肤接触,而不仅仅是在喂奶时。母亲和婴儿尽量睡在一起。其他人可以分摊家务,而不是代替母亲照顾婴儿。

● 继续按需哺乳。当婴儿想睡时或用杯子喂奶之后,尝试让婴儿含接乳房。当母亲感到乳胀即将有射乳反射的时候,让婴儿含接乳房。

● 帮助婴儿吃奶。可以将母乳挤到婴儿嘴里。也可以尝试不同的姿势,调整姿势使婴儿容易含接乳头,避免压迫婴儿的后脑勺或摇晃乳房。

● 尽可能给婴儿吃母乳,严格掌握母乳代用品喂养的医学指征。可以使用杯子喂婴儿,避免使用奶瓶、橡皮奶头及安慰奶嘴。

二、6—8月龄婴儿消化吸收能力与食物推荐

（一）6—8月龄婴儿食物转换过程的食物种类和搭配方法

1. 推荐添加的食物形态

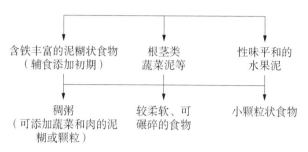

注：食物没有明确的添加顺序，6—8月龄段的婴幼儿坚持以母乳喂养为主的原则，根据婴幼儿接受度，逐步过渡添加不同种类和质地的辅食即可。

图2-3　6—8月龄添加母乳之外的食物

2. 推荐添加的食物种类和搭配方法

（1）含铁丰富的泥糊状食物：含铁米粉、肝泥、肉泥、蛋黄泥等。

（2）根茎类蔬菜泥：土豆泥、红薯泥、南瓜泥、胡萝卜泥等。

（3）性味平和的水果泥：苹果泥、香蕉泥、梨泥等。

（4）稠粥：蔬菜粥、肉泥粥、燕麦粥、混合粥等。

（5）较柔软、可碾碎的食物：鸡蛋羹、豆腐沫（泥）、鱼肉沫（泥）、虾沫（泥）。

（6）小颗粒状食物：燕麦南瓜糊、胡萝卜土豆泥（带细小颗粒）、鱼菜米糊、蛋花豆腐羹、小米红薯粥、西红柿肝末粥等。

> **小贴士一**　6—24月龄婴幼儿的铁大部分来自母乳以外的家常辅食，因而婴幼儿最先添加的辅食应该是富含铁的高能量食物。在此基础上再引入其他不同种类的食物，以满足营养素需求。

> **小贴士二**　每给婴幼儿引入一种新食物，需观察2—3天，密切观察婴儿是否出现呕吐、腹泻、皮疹等不良反应。如出现不良反应，应立即停止该种食物的喂养，尽快就医。如无不良反应，可在适应一种食物后再添加其他新的食物。

3. 6—8月龄常见辅食食材举例

在为6—8月龄婴儿选择辅食食材时，要根据所需营养特点努力做到合理选择。每日食材种类应包括谷薯类、豆类、水果类、畜禽鱼蛋奶类及蔬菜类。图2-4列举了6—8月龄婴儿常见的辅食食材，照护人员也可根据当地的应季食材进行品种替换。

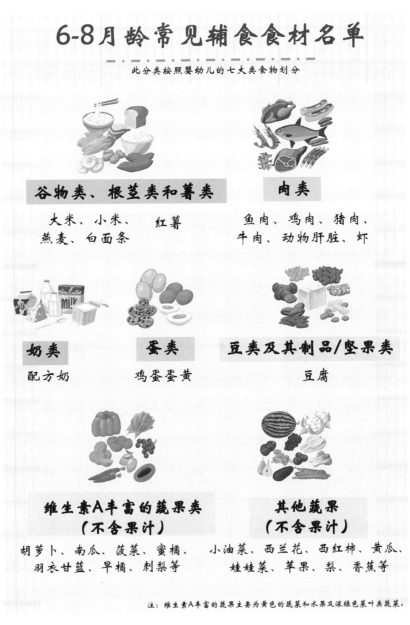

6-8月龄常见辅食食材名单

此分类按照婴幼儿的七大类食物划分

谷物类、根茎类和薯类

大米、小米、燕麦、白面条　　红薯

肉类

鱼肉、鸡肉、猪肉、牛肉、动物肝脏、虾

奶类

配方奶

蛋类

鸡蛋蛋黄

豆类及其制品/坚果类

豆腐

维生素A丰富的蔬果类（不含果汁）

胡萝卜、南瓜、菠菜、蜜橘、羽衣甘蓝、早橘、刺梨等

其他蔬果（不含果汁）

小油菜、西兰花、西红柿、黄瓜、娃娃菜、苹果、梨、香蕉等

注：维生素A丰富的蔬果主要为黄色的蔬菜和水果及深绿色菜叶类蔬菜。

图2-4　6—8月龄婴儿常见的辅食食材

（二）6—8月龄婴儿食物转换过程的质地与制作方法

1. 推荐添加的食物性状

泥糊状（6月龄）

↓

更稠的泥糊状（7—8月龄）

2. 推荐食物质地的制作方法

辅食添加初期建议首选制作成泥糊状，也可以在泥糊状食物中添加少量水或鲜榨果汁使辅食性状更加湿滑柔软，待宝宝适应后，可逐渐减少水分，增加辅食的粗糙感。

7月龄后宝宝的舌头不仅能够前后运动，而且可以上下运动，他们可以使用舌头的蠕动配合上颚，将软软的颗粒状食物碾成碎粒或末，搅和成泥糊状后再进行吞咽。因此，7月龄后辅食的性状要逐渐粗糙，不能切得太碎，宜保持一定的颗粒性。

适合6—8月龄宝宝的泥糊状及颗粒状基础食材的具体制作性状如下图所示。

6—8月龄基础食材的调理形状图例

米饭   面条   蔬菜

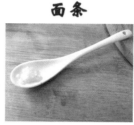
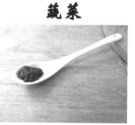

宝宝6月龄后可以在母乳的基础上稍加辅食，增加宝宝的营养需求，添加的食物一定要碾碎成糊状，帮助宝宝断奶、适应新食物

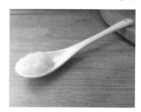
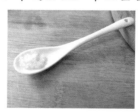
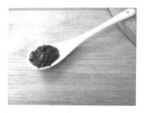

7—8月龄的宝宝可以用舌头压碎一些软的食物，所以食物可以碾碎成稍粗的糊状

胡萝卜   南瓜   鱼肉
（建议选择小刺少的白肉鱼如罗非鱼、鳕鱼等）

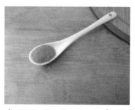
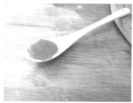
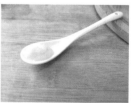

宝宝6月龄后可以在母乳的基础上稍加辅食，增加宝宝的营养需求，添加的食物一定要碾碎成糊状，帮助宝宝断奶、适应新食物

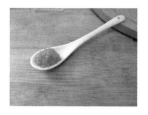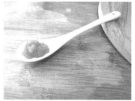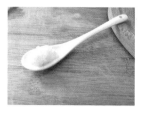

7—8月龄的宝宝可以用舌头压碎一些软的食物，所以食物可以碾碎成稍粗的糊状

图2-5[①] 6—8月龄基础食材调理性状

三、9—11月龄婴儿消化吸收能力与食物推荐

(一) 9—11月龄婴儿食物种类多样化和搭配方法

1. 推荐添加的食物形态

除6—8月龄添加的食物外，还推荐添加：

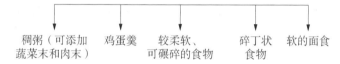

稠粥（可添加蔬菜末和肉末） 鸡蛋羹 较柔软、可碾碎的食物 碎丁状食物 软的面食

注：食物没有明确的添加顺序，9—10月龄段的婴幼儿仍坚持以母乳为主原则，根据婴幼儿接受度，逐步过渡，添加不同种类质地的辅食即可。

图2-6 9—11月龄添加母乳之外的食物

2. 推荐添加的食物种类及搭配方法

（1）稠粥：蔬菜粥、肉泥粥、燕麦粥、混合粥等。

（2）鸡蛋羹。

（3）较柔软、可碾碎的食物：豆腐末(泥)、鱼肉末(泥)、虾末(泥)。

（4）碎丁状食物：可添加更多种类的切片或碎丁状水果和蔬菜等。

（5）软的面食、碎丁状食物：煮烂的面条、小馄饨、小饺子、撕碎的鸡肉等。

小贴士一 普通鲜奶、酸奶、奶酪等制品的蛋白质和矿物质含量远高于母乳，如果大量食用，则会增加婴幼儿肾脏负担，故不宜喂给12月龄以下的婴幼儿食用。

小贴士二 在保证食物均衡摄入的前提下，可以继续给该阶段的婴幼儿引入新食物，

---

① 该图由蒋彤提供。

特别是不同种类的蔬菜和水果等,这样可以增加婴幼儿对不同食物口味和质地的体会,降低婴幼儿将来挑食、偏食的风险。

3. 9—11月龄常见辅食食材名单举例

9—11月龄的婴幼儿可以逐渐增加食材种类,可尝试6—8月龄时没有添加过的水果和蔬菜,慢慢引入新的食材种类。这个阶段还可以尝试将完整的鸡蛋切成碎丁后给予婴幼儿食用,或者与其他辅食一起制作食用。下图列举了9—11月龄婴儿常见的辅食食材。

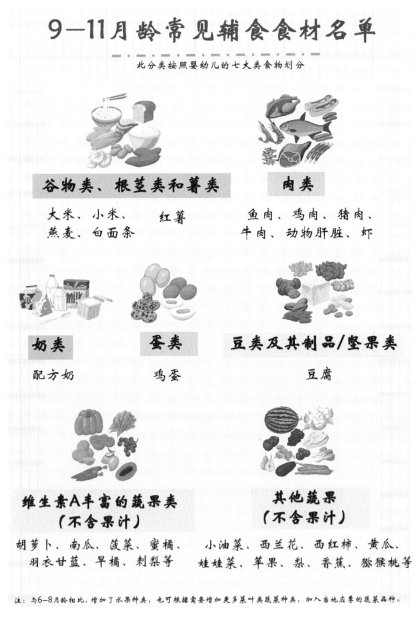

图2-7 9—11月龄婴儿常见的辅食食材

（二）9—11月龄婴儿食物质地与制作方法

1. 推荐添加的食物性状

较小的颗粒状

↓

碎丁状

2. 推荐食物质地的制作方法

9—11月龄的宝宝可以使用舌头碾碎食物,还能够将食物推到口腔的左右,用牙床来咬碎食物,初步进行咀嚼。因此,该阶段宝宝的辅食质地要比前期加厚、加粗,食物的性状要从小颗粒状逐渐过渡到更加稠厚和粗糙的质地,逐步加大食物颗粒的尺寸,切成碎丁状为宜,硬度不可过硬(软度如香蕉最适宜)。此时让婴幼儿尝试颗粒状食物可促使其多咀嚼,有利于牙齿的萌出。

适合9—11月龄宝宝的碎丁状食物的具体制作性状如下图所示。

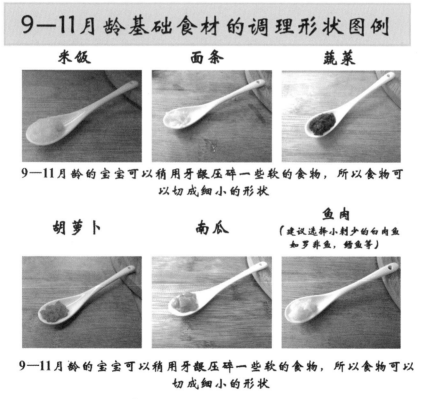

图2-8[①]　9—11月龄基础食材调理性状

---

① 该图由蒋彤提供。

四、12—23月龄幼儿消化吸收能力与食物推荐

（一）12—23月龄幼儿食物种类多样化和搭配方法

1. 推荐添加的食物形态

除9—11月龄添加的食物外，还推荐添加：

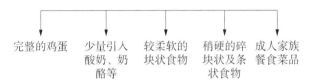

注：食物没有明确的添加顺序。

图2-9　按需给予母乳之外添加的辅食

2. 推荐添加的食物种类

（1）完整的鸡蛋。

（2）少量引入酸奶、奶酪等。

（3）较柔软的块状食物：豆腐块、鱼肉条等。

（4）稍硬的碎块状及条状食物：黄瓜条、胡萝卜条、南瓜条、苹果片等。

（5）成人家庭餐食菜品（注意辅食不加调味品，尽量减少盐和糖的添加）。

小贴士　我们给婴幼儿添加辅食的最终目的是让婴幼儿逐渐转变为成人的饮食模式，因此鼓励12—23月龄幼儿逐渐尝试家庭食物，并在满24月龄后与家人一起进食。当然，并不是所有家庭食物都适合12—23月龄的幼儿，如经过腌、熏、卤制、重油、甜腻，以及辛辣、高盐、高糖等口味偏重的食物均不适合给该月龄段的幼儿食用。给婴幼儿尝试家庭食物要遵循少盐、少糖、少刺激的淡口味食物制作原则。

3. 12—23月龄常见辅食食材名单举例

此月龄段的幼儿已适应多种食物，可扩大食物种类选择，如可增加更多种类的谷物类、薯类、水果蔬菜、奶制品及肉制品。选择的食材可根据当地情况进行调整，图2-10列举了12—23月龄段幼儿常见的辅食食材。

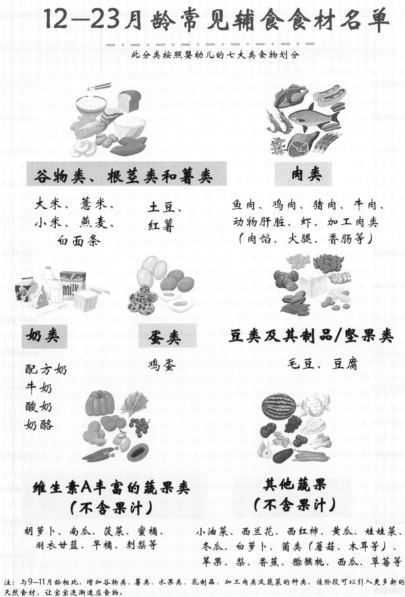

12—23月龄常见辅食食材名单

此分类按照婴幼儿的七大类食物划分

谷物类、根茎类和薯类

大米、薏米、
小米、燕麦、
白面条

土豆、
红薯

肉类

鱼肉、鸡肉、猪肉、牛肉、
动物肝脏、虾、加工肉类
（肉馅、火腿、香肠等）

奶类

配方奶
牛奶
酸奶
奶酪

蛋类

鸡蛋

豆类及其制品/坚果类

毛豆、豆腐

**维生素A丰富的蔬果类
（不含果汁）**

胡萝卜、南瓜、菠菜、蜜橘、
羽衣甘蓝、旱橘、刺梨等

**其他蔬果
（不含果汁）**

小油菜、西兰花、西红柿、黄瓜、娃娃菜、
冬瓜、白萝卜、菌类（蘑菇、木耳等）、
苹果、梨、香蕉、猕猴桃、西瓜、草莓等

注：与9—11月龄相比，增加谷物类、薯类、水果类、乳制品、加工肉类及蔬菜的种类，该阶段可以引入更多新的天然食材，让宝宝逐渐适应食物。

图2-10　12—23月龄幼儿常见的辅食食材

（二）12—23月龄幼儿食物质地和制作方法

1. 推荐添加的食物性状

碎丁状

↓

碎块状、条状

2. 推荐食物质地的制作方法

12—23月龄的宝宝舌头已经能够自由地活动,牙龈也开始变硬,从牙齿前面的切牙到后面的磨牙都慢慢长出来了,已经可以熟练地运用牙龈咬碎食物。不仅如此,这个阶段的宝宝还能根据食物不同的大小和硬度,选择不同的咬合方式跟力度来咬碎食物,但是宝宝的咬合力度还是不能够达到成人的咀嚼能力。因此制作辅食时不可过于坚硬,食物可以煮软(硬度如胡萝卜比较适宜)后切成碎块和条状,让宝宝自己通过咬合来磨碎食物。

适合12—23月龄宝宝的碎块状和条状食物的具体制作性状如下图所示。

12—23月龄基础食材的调理形状图例

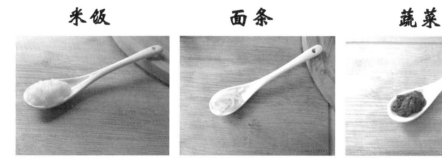

米饭　　　面条　　　蔬菜

12—23月龄的宝宝可以用牙龈咬碎部分食物,所以食物可以切成稍长的小条或小块的形状,也可以让宝宝用手抓着吃

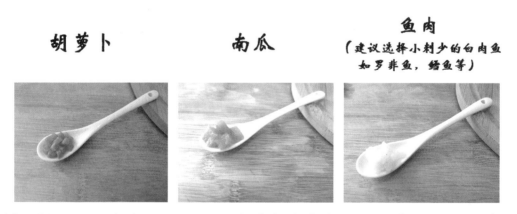

胡萝卜　　　南瓜　　　鱼肉
（建议选择小刺少的白肉鱼
如罗非鱼,鳕鱼等）

12—23月龄的宝宝可以用牙龈咬碎部分食物,所以食物可以切成稍长的小条或小块的形状,也可以让宝宝用手抓着吃

图2-11　12—23月龄基础食材调理性状

五、24—36 月龄幼儿消化吸收能力与食物推荐

(一) 24—36 月龄幼儿食物种类多样化和搭配方法

此年龄段的辅食同 12—23 月龄段幼儿,此时幼儿基本能够吃家庭食物和菜品,需注意的是菜品的质地和软度要比成人菜品软一些。推荐与成人同桌进餐,以分餐形式添加。

该月龄段幼儿也被称为学龄前儿童,新陈代谢旺盛,活动量大,因此除了鼓励多饮奶外,可增加白开水的摄入量。可适当添加零食,零食要与加餐相结合,首选营养密度高的食物,如乳制品、水果、蛋类及坚果类等食物。

小贴士一 此月龄段要鼓励儿童体验和认识各种食物的天然味道和质地,了解食物的特性,增加对食物的喜爱。建议多采用蒸、煮、炖、煨等方式烹制膳食,保持口味清淡,少放调料,少油炸。

小贴士二 如何正确选择零食
选择适宜的零食,可参照表 2-3。

表 2-3 推荐和限制的零食

推　荐	限　制
新鲜的水果和蔬菜	果脯、果汁、果干、水果罐头
乳制品(液态奶、酸奶、奶酪等)	乳饮料、冷冻甜品类(冰淇淋、雪糕等)、奶油、含糖饮料(碳酸饮料、果味饮料等)
馒头、面包片	膨化食品(薯片、爆米花、虾条等)、油炸食品(油条、麻花、炸土豆等)、含人造奶油的甜点
鲜肉、鱼制品	咸鱼、香肠、腊肉、鱼肉罐头等
蛋类(煮鸡蛋、鸡蛋羹)	咸鸭蛋等
豆制品(豆腐干、豆浆等)	烧烤类食品
坚果类(各种果仁磨碎食用)	高盐的坚果、糖浸坚果

零食要以不影响正餐为原则,选择时要注意:

(1) 选择新鲜、天然、易消化的食物,如奶制品、水果、蔬菜、坚果和豆类食物;

(2) 少选油炸和膨化食品;

(3) 注意零食的食用安全:避免整粒豆类、坚果类食物呛入气管而发生意外,建议豆类

和坚果类磨成粉或打成糊食用。

小贴士三 辅食制作调味品的选择：推荐尽量选择天然新鲜的香料（如洋葱、柠檬、醋等）和新鲜的蔬果汁（如番茄汁、南瓜汁、菠菜汁等）进行菜品的调味。

3. 24—36月龄常见辅食食材举例

在12—23月龄的基础上，可进一步扩大该月龄幼儿的食材种类选择范围，鼓励让婴幼儿参与到食材的自主选择中来。

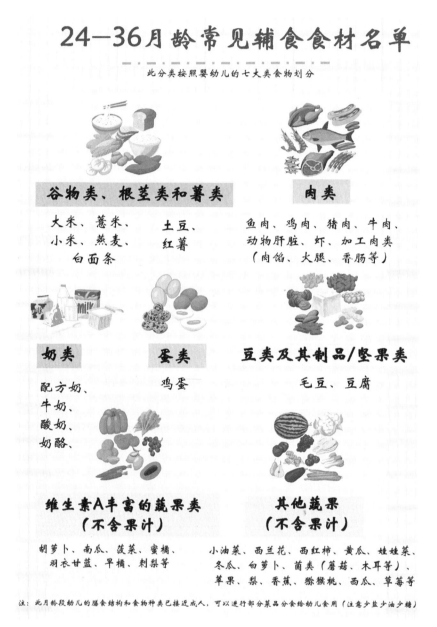

图2-12　24—36月龄婴儿常见的辅食食材

（二）24—36 月龄幼儿食物质地与制作方法

24—36 月龄幼儿食物质地与制作方法同 12—23 月龄时期的辅食质地与制作方法。

1. 推荐添加的食物性状

碎块状、条状或比成人食物软的成人菜品。

2. 推荐食物质地的制作方法

适合 24—36 月龄幼儿的碎块状和条状食物的具体制作性状如下图所示。

24—36月龄基础食材的调理形状图例

米饭　　　　　面条　　　　　蔬菜

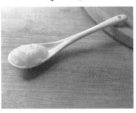 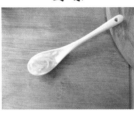 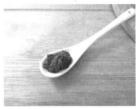

24—36月龄的宝宝可以用牙龈咬碎食物，所以食物可以切成稍
长的小条或小块的形状，也可以让宝宝用手抓着吃

胡萝卜　　　　　南瓜　　　　　鱼肉
（建议选择小刺少的白肉鱼
如罗非鱼，鳕鱼等）

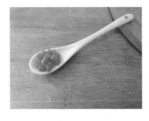 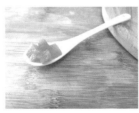 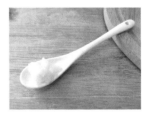

24—36月龄的宝宝可以用牙龈咬碎食物，所以食物可以切成稍长的
小条或小块的形状，也可以让宝宝用手抓着吃

图 2-13　24—36 月龄基础食材调理性状[①]

① 该图由蒋彤提供。

六、6—36 月龄婴幼儿辅食制作准备及方法

（一）辅食用具的准备

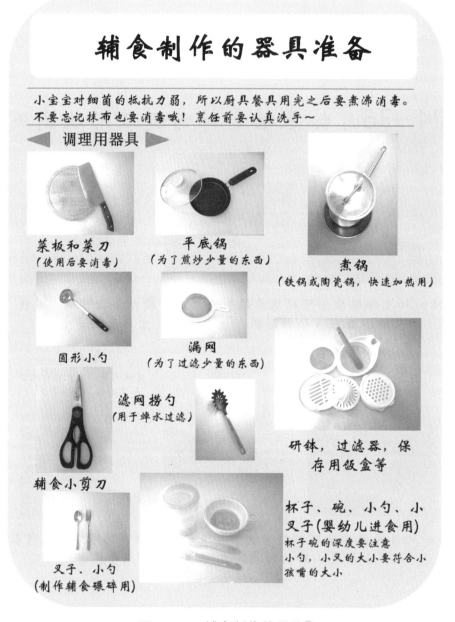

图 2‑14　辅食制作的器具①

---

① 该图由蒋彤提供。

（二）辅食卫生注意事项

卫生方面需要注意：

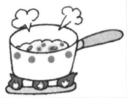

♥ 制作辅食前认真洗手

♥ 辅食调理的器具必须保持洁净，必
要时加热杀菌消毒处理

♥ 生食食物要洗净，熟食食物均应充分加热

存储方面需要注意：

♥ 保证食物（无论生熟）远离携带
病菌的苍蝇及昆虫

♥ 避免食物长时间室温放置

♥ 放入冰箱低温保存的食物要加
盖密封，避免直接暴露

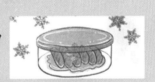

具体细节操作可详细见世界卫生组织《食品安全五大要点》

图 2 - 15　辅食制作前的卫生准备[①]

----

① 该图由沙怡梅提供。

（三）辅食制作方法

1. "主食蒸煮"和"切"的方法

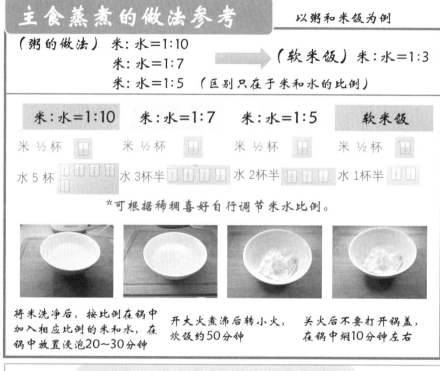

主食蒸煮的做法参考 以粥和米饭为例

（粥的做法） 米：水＝1:10
米：水＝1:7
米：水＝1:5 （区别只在于米和水的比例） → （软米饭）米：水＝1:3

米：水＝1:10	米：水＝1:7	米：水＝1:5	软米饭
米 ½ 杯	米 ½ 杯	米 ½ 杯	米 ½ 杯
水 5 杯	水 3 杯半	水 2 杯半	水 1 杯半

＊可根据稀稠喜好自行调节米水比例。

将米洗净后，按比例在锅中加入相应比例的米和水，在锅中放置浸泡20~30分钟

开大火煮沸后转小火，炊饭约50分钟

关火后不要打开锅盖，在锅中焖10分钟左右

"切"方法的图解 以菠菜为例

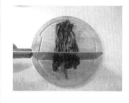 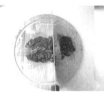 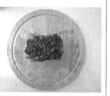

顺着一个方向切成5mm~1cm细条

在换成与刚才方向垂直的方向切碎食物

均匀切细切碎食物

非菜叶类蔬菜水果如胡萝卜，南瓜等，按照实际需求切成合适大小即可。

图 2-16 "主食蒸煮"和"切"方法的示意图①

――――――――――

① 该图由蒋彤提供。

2. "碾碎烹饪"的方法

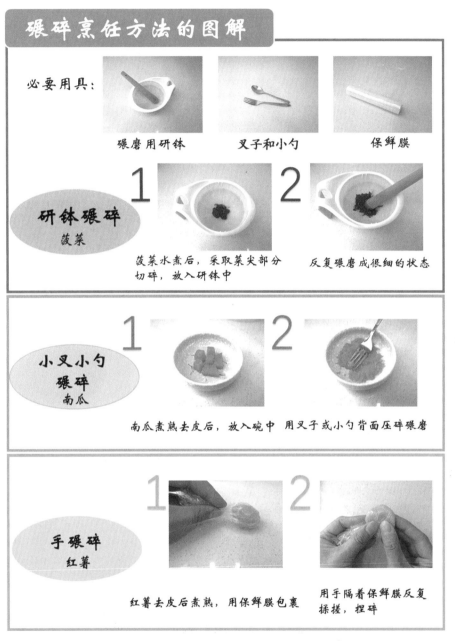

图 2-17 "碾碎烹饪"方法的示意图①

_____

① 该图片由蒋彤提供。

3. "水煮烹饪"的方法

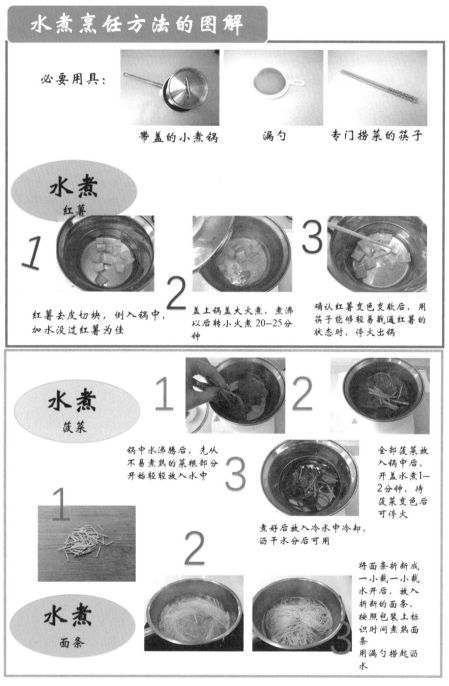

水煮烹饪方法的图解

必要用具：

带盖的小煮锅　　　漏勺　　　专门捞菜的筷子

水煮
红薯

1 红薯去皮切块，倒入锅中，加水没过红薯为佳

2 盖上锅盖大火煮，煮沸以后转小火煮20—25分钟

3 确认红薯变色变软后，用筷子能够轻易戳通红薯的状态时，停火出锅

水煮
菠菜

锅中水沸腾后，先从不易煮熟的菜根部分开始轻轻放入水中

1

2 全部菠菜放入锅中后，开盖水煮1—2分钟，待菠菜变色后可停火

3 煮好后放入冷水中冷却，沥干水分后可用

水煮
面条

1

2

3 将面条折断成一小截一小截水开后，放入折断的面条，按照包装上标识时间煮熟面条用漏勺捞起沥水

图2-18 "水煮烹饪"方法的示意图①

——————————

① 该图有蒋彤提供。

第三节　符合 0—3 岁婴幼儿进食有关感知觉和动作发展规律的喂养方法

婴幼儿喂养的方法与其各种能力的发展相适应,涉及口腔机能、味觉、大运动能力和精细动作的发展等等。

一、母乳喂养的推荐方法

(一) 母乳喂养的姿势和含接的要点

母乳喂养的技巧主要指哺乳时的母婴的姿势、婴儿对母亲乳房的含接,以及母亲手托乳房的方法等。良好的母乳喂养姿势和含接方法,是保证婴儿顺利吃到母乳、预防母亲哺乳期乳房问题和解决相关问题的关键。

1. 母乳喂养的姿势

良好的母乳喂养姿势让母婴保持舒适放松。母乳喂养时,母亲可以坐着、躺着、站着,甚至趴着喂奶。常用的母乳喂养姿势有摇篮式、环抱式、交叉式、侧躺式、半躺式等。对于刚出生的婴儿,良好的哺乳姿势有助于良好的含接。

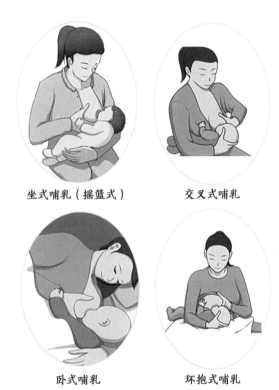

坐式哺乳 (摇篮式)　　　交叉式哺乳

卧式哺乳　　　环抱式哺乳

图 2 - 19　母乳喂养姿势的示意图[1]

---

[1] 该图由王璐提供。

不论采用哪种姿势,良好的哺乳姿势有以下 4 个特点:

（1）婴儿的头和身体呈直线;

（2）婴儿身体贴近母亲;

（3）婴儿头和颈部得到支撑;

（4）婴儿贴近乳房,鼻子对着乳头。

需要注意,每对母婴都有自己习惯的姿势。只要吃奶过程顺利、婴儿能有效地吃到乳汁、母亲感觉舒适,就不必要求母亲和婴儿调整姿势。

2. 手托乳房的方法

有的母亲哺乳时会用手托着乳房。通常建议用"C 型手"托乳房,因为 C 型手不影响乳汁流出,方便婴儿含接乳房。C 型手托乳房有四个要点:

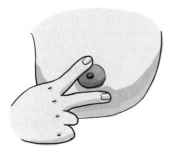

图 2－20　"剪刀手"托乳房示意图①

（1）手掌贴住乳房下方胸壁;

（2）虎口张开,食指托住乳房下部,大拇指放在乳晕上方,轻压乳房上部;

（3）可以调整乳房形状,方便婴儿含接;

（4）注意,手指不要离乳头太近。

注意,一般情况下不要用"剪刀手"托乳房。"剪刀手"仅仅用于减慢乳汁流出。当母亲乳汁喷出得多而快,婴儿来不及吞咽而发生呛奶时,可以使用"剪刀手"控制乳汁流速,即用食指和中指夹住乳头乳晕,卡住皮肤下方的乳导管,使乳汁流速减弱。

3. 含接

含接,指婴儿将母亲的乳房含在口中。良好的含接是有效吸吮的基础。含接良好时,婴儿的嘴张得很大,将乳头和大部分乳晕含入口中;舌头向前伸、包裹口中的乳房组织,将其塑型为长条的管状,乳房皮肤下的乳导管通畅,乳汁能够顺畅流出。

从外观上看,良好的含接有 4 个要点:

（1）婴儿的上唇上面露出的乳晕比下唇下面多;

（2）婴儿的嘴张大;

（3）婴儿的下唇向外翻;

（4）婴儿的下颌贴到乳房。

---

① 该图由康乐提供。

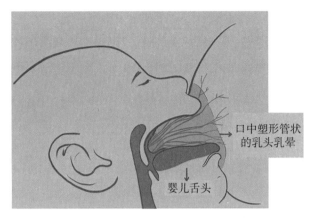

口中塑形管状
的乳头乳晕

婴儿舌头

图 2-21　良好含接示意图①

以上 4 个要点做得不好,会导致含接不好,发生"乳头吸吮",即含接浅。含接浅的时候:

• 婴儿的上下牙床卡住乳头,阻止乳汁通过乳导管流出。

• 婴儿为了吃到乳汁会用力吸吮、向外牵拉乳头,婴儿的嘴和牙床持续摩擦乳头皮肤,造成乳头皮肤破损、皲裂和疼痛。

• 乳汁不能有效排出、停留在乳房中,发生乳房肿胀。

• 婴儿得不到足够的乳汁,哭闹不止、体重增长不好,母亲感到母乳喂养失败。

发现婴儿含接不好,需要检查婴儿嘴张得是否不够大、婴儿的脸和母亲乳房的距离是否合适、婴儿吃奶的姿势是否合适等。为预防以上情况发生,新手母亲需要接受姿势和含接技巧的指导,可通过孕期产检医院的孕妇学校的指导、分娩时助产医院提供的母乳喂养指导以及新生儿期社区卫生中心的产后访视等途径进行学习。

(二)预防和改善哺乳期乳房问题的母乳喂养方法

乳汁分泌与乳房的大小无关。有人在意乳房的大小,认为小一点的乳房不能分泌足够的乳汁。其实,乳房大小由脂肪含量决定,而乳汁的分泌由乳腺组织决定,无论乳房大小含有相同的乳腺组织,都能够产生足够的乳汁。

大部分哺乳期的乳房问题与母乳喂养的方法有关,母亲可以调整喂养姿势、改善含接,做到有效吸吮、顺利哺乳,就能预防乳头皲裂、疼痛、乳胀等问题。

1. 调整母乳喂养姿势

(1)坐位哺乳的喂养姿势

坐位哺乳时,要让母亲的身体得到支撑。

---

① 该图由康乐提供。

首先,后背需要支撑,要选择有靠背的椅子或沙发。如果坐在床上要用被子垫背。

其次,还要让手肘得到支撑,可以用枕头、靠垫或毛巾卷填塞在手臂与座椅的缝隙。

最后,腿和脚也需要支撑,为了调整双腿的高度,可以在脚下放一些东西踩着,避免双脚够不着地、跷二郎腿或者双腿过高。

（2）侧躺哺乳的喂养姿势

侧躺着哺乳时,要让母亲舒适放松地躺着。后背可以靠着被子或垫子,避免用手臂支撑身体。贴着床的手臂可以扶着婴儿,可以托着乳房,注意不要用来支撑自己的身体。

2. 改善乳房含接

新手母亲学习含接,或者调整含接的时候,需要充分理解含接的要点。为了实现良好的含接,母亲可以:

• 用乳头轻触婴儿的嘴唇,等婴儿嘴张大时,很快地将婴儿移向乳房,让婴儿的下唇贴在乳头的下方。婴儿的嘴要张得足够大,这样就能够将大部分乳晕含在嘴里。

• 应留意哺乳过程中自己和婴儿的反应,体会婴儿吸吮时的感受,确定含接良好的表现。如果感觉含接不理想,耐心地再试几次。注意,应该把婴儿抱到乳房处,让婴儿主动寻找乳房,而不是母亲身体前倾把乳房塞进婴儿口中。

有些母亲担心乳头扁平或内陷一定会影响含接,其实不一定。因为含接是把乳头和大部分乳晕含入口中,所以乳头形态对含接的影响不大。乳头内陷的情况比较复杂,但多数不需要任何治疗,在分娩后能够自动改善,少数需要到乳腺科就诊。产前治疗可能没有帮助,牵拉乳头或戴乳头罩通常也没有效果,所以医务人员在产后及时指导母亲非常重要。

另外,改变乳房形状可能会让婴儿含接更容易一些,母亲可以通过手托住乳房底部、拇指轻压乳房上部来实现。对于出生后1—2周内的婴儿,如果不能进行有效吸吮,成人可以用杯子给婴儿喂挤出的母乳,也可以将少量乳汁直接挤入婴儿口中。注意,不应该用奶瓶给婴儿喂奶,因为这将导致婴儿更加难以接受母亲的乳房。

二、符合0—3岁婴幼儿味觉敏感期特点的辅食添加方法

（一）符合0—3岁婴幼儿味觉特点的食物引入方法

1. 母乳喂养婴儿的味觉敏感

考虑每次哺乳和一次哺乳中不同阶段(前段乳、后端乳)的母乳味道可能有所变化。有些味觉灵敏的婴儿能感觉到母乳味道的变化。母乳味道的变化与其含有的水、乳糖、蛋白质或脂肪等成分的变动有关,还会受到母亲饮食的影响。原则上,哺乳的母亲不需要忌口,如果母亲发现自己吃了某种食物之后婴儿拒奶,这也许与婴儿不喜欢乳汁味道改变有关,母亲

可以尝试回避可疑的食物。

2. 婴幼儿食物要清淡,引出食品本身的美味

天然食物中含有丰富的味道:

- 甜味来自果糖、蔗糖、乳糖等糖类。淀粉在口腔唾液酶作用下转化成麦芽糖,因此米面食物咀嚼后有甜味。水果、南瓜等含有果糖、蔗糖等甜味物质,乳类中的乳糖也是甜味物质。

- 微酸能够刺激食欲,西红柿等蔬菜和多数水果的酸味来自柠檬酸和果酸。

- 绿叶菜的微苦味道,来自丹宁、草酸等。

- 肉类食物中蛋白质分解后带来鲜味,油脂带来香气。

- 咸味主要来自钠离子,食盐是精炼的氯化钠。天然的食物中大部分含有钠离子,可以满足人体生理上的盐分需要量,并不需要特意加盐调味。钠离子通过肾脏排出体外,婴儿出生时肾脏功能相当于成人的80%,一岁半左右成熟,所以婴幼儿的食物要避免添加不必要的钠离子,避免增加肾脏负担。

婴幼儿的食物要利用天然食物中含有的丰富味道来调味。同时,通过摆盘以及调节餐桌的氛围等来营造欢乐的气氛,这也很重要,能够增加婴幼儿对食物的兴趣。

(二) 0—3 岁婴幼儿食物加盐和调味的原则和实践方法

原则上,1岁以内婴儿的食物不加盐等调味品,一岁之后可以少量加盐调味,仍然保持清淡。好的婴幼儿食物的要求是不咸、不辣,而且儿童喜欢吃。

1. 1岁以内不加盐、酱、味精等调味品

婴儿6个月开始添加辅食时,处于味觉的敏感期,可以依靠新鲜食物本身的味道养成味觉,不必要通过盐、酱、味精等增加其食物的味道。为了丰富食物味道,可以使用煮海带、煮菜、煮肉的汤汁调味。

面对不愿吃辅食的孩子,成人可以给食稍微调味的辅食,可能可以刺激食欲。

2. 1岁之后少量调味

1岁之后,家人饭菜在调味之前可以分出婴儿的部分,这样不仅容易做出淡味的辅食,还便于准确调味,控制食物的咸味,避免过咸。为了全家人的健康,父母也要改善饮食习惯、保持食物清淡。

有些食物和调料的味道过于强烈,婴幼儿可能难以接受,要回避。葱、姜、花椒等调味料常用来去除肉和鱼虾的腥味,给婴幼儿制作辅食时,可以换用柠檬、山楂。应该给婴幼儿选择味道平淡的蔬菜,如白菜、黄瓜、茄子、南瓜、西红柿、西兰花等,切莫勉强婴幼儿吃菌菇类,还有韭菜、茴香、藠头、辣椒等气味大的蔬菜。

参考文献

［1］胡亚美,江载芳,诸福棠.实用儿科学(第9版)[M].北京：人民卫生出版社，
2019.

［2］任钰雯,高海凤.母乳喂养理论与实践[M].北京：人民卫生出版社,2018.

［3］向井美惠.乳幼儿的摄食指导[M].东京：日本医齿药出版社,2000.

［4］日本厚生劳働省.「離乳、授乳の支援ガイド」[EB/OL].［2019－11－30］.
https://www. mhlw. go. jp/content/11908000/000496257. pdf.

［5］杨月欣,葛可佑.中国营养科学全书(第2版)[M].北京：人民卫生出版社，
2019.

［6］中华人民共和国人力资源和社会保障部.育婴员国家职业技能标准2019版
[S].北京：中华人民共和国人力资源和社会保障部,2019.

［7］兰贯虹.育婴员实训教程[M].北京：海洋出版社,2019.

［8］克雷曼.儿童营养学(第7版)[M].北京：人民军医出版社,2015.

［9］WHO. Implementation guidance: protecting, promoting and supporting
breastfeeding in facilities providing maternity and newborn services: the
revised Baby-friendly hospital initiative ［M］. Geneva: World Health
Organization, 2018.

［10］WHO. IYCF training course ［M］. Geneva: World Health Organization, 2006.

［11］中国营养学会.中国居民膳食指南[M].北京：人民卫生出版社,2016.

［12］贺永琴,蒋一方,徐燕.0—3岁婴幼儿营养与喂养[M].上海：复旦大学出版
社,2011.

［13］霍军生,孙静,高洁.幼儿喂养手册[M].北京：中国人口出版社,2017.

［14］中华预防医学会儿童保健分会.婴幼儿喂养与营养指南[J].中国妇幼健康研
究,2019,30(04)：392－417.

［15］刘苹,朱颖,郭晓斌.婴幼儿和儿童少年膳食指南[M].北京：中国医药科技出
版社,2019.

［16］WHO. Software for assessing growth and development of the world's children
[EB/OL].［2010-12-31］. http://www. who. int/childgrowth/software/en/.

［17］Ronald E. Kleinman. 申昆玲,译.儿童营养学(第7版)[M].北京：人民军医

出版社,2015.

[18] 周忠蜀,菅波.婴幼儿辅食添加与营养配餐全方案[M].北京:中国轻工业出
版社,2018.

[19] 朱维.四季育儿宝典[M].北京:中国人口出版社,2006.

[20] 陈禹.四季蔬果膳食指南[M].北京:科学出版社,2015.

[21] 张霆.常素英.婴幼儿喂养咨询——基层卫生人员培训教程与实践指导[M].
北京:人民卫生出版社,2021.

第三章

0—3岁婴幼儿喂养在家庭和照护机构的科学实施

【学习目标】

1. 学习并熟练运用婴幼儿月龄的计算方法。

2. 了解月龄计算的常见误区和疑惑。

3. 学习并掌握家庭和照护机构如何支持母乳喂养。

4. 了解母乳喂养常见问题的原因和解决问题的原则。

5. 掌握不同月龄婴幼儿的家庭喂养推荐、辅食制作以及一日喂养安排。

6. 掌握婴幼儿辅食常见喂养问题的原因和解决方法。

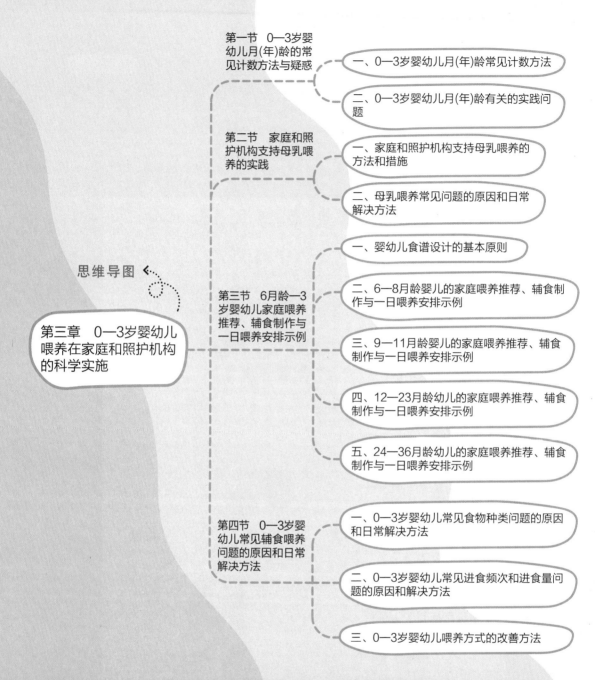

第一节 0—3岁婴幼儿月(年)龄的常见计数方法与疑惑

一、0—3岁婴幼儿月(年)龄常见计数方法

二、0—3岁婴幼儿月(年)龄有关的实践问题

第二节 家庭和照护机构支持母乳喂养的实践

一、家庭和照护机构支持母乳喂养的方法和措施

二、母乳喂养常见问题的原因和日常解决方法

思维导图

第三章 0—3岁婴幼儿喂养在家庭和照护机构的科学实施

第三节 6月龄—3岁婴幼儿家庭喂养推荐、辅食制作与一日喂养安排示例

一、婴幼儿食谱设计的基本原则

二、6—8月龄婴儿的家庭喂养推荐、辅食制作与一日喂养安排示例

三、9—11月龄婴儿的家庭喂养推荐、辅食制作与一日喂养安排示例

四、12—23月龄幼儿的家庭喂养推荐、辅食制作与一日喂养安排示例

五、24—36月龄幼儿的家庭喂养推荐、辅食制作与一日喂养安排示例

第四节 0—3岁婴幼儿常见辅食喂养问题的原因和日常解决方法

一、0—3岁婴幼儿常见食物种类问题的原因和日常解决方法

二、0—3岁婴幼儿常见进食频次和进食量问题的原因和解决方法

三、0—3岁婴幼儿喂养方式的改善方法

　　喂养保证婴幼儿营养摄入,婴幼儿的营养与喂养是养育照护的基本内容。婴幼儿期经历了进食方式的重大转换,依次从母乳喂养、被动喂食到基本自主进食。婴幼儿在母亲、家人和照护者的悉心喂养和辅助中获得食物和营养,同时不断发展进食能力,直至能够自主进食。

　　随着人民生活水平提高,婴幼儿的营养状况得到显著改善,营养不足的问题减少,而喂养方式和喂养行为的问题逐渐增加。育儿精细化的需求与家长和照护人员的科学喂养知识不足的矛盾日渐突出。家庭和照护机构在实施婴幼儿喂养时应尊重科学,考虑婴幼儿的营养特点、生理特点和进食能力的发展规律,并照顾儿童的个体差异,做到安全、充分和合理的喂养。

第一节　0—3岁婴幼儿月（年）龄的常见计数方法与疑惑

计算婴幼儿月龄是指导婴幼儿喂养行为、生长发育评价和监测的基础。本节将以案例形式着重讲解0—3岁婴幼儿月(年)龄的常见计数方法,也会解答计算0—3岁婴幼儿月(年)龄的常见疑惑。

一、0—3岁婴幼儿月(年)龄常见计数方法

(一) 日历法

1. "日历法"的案例描述

案例1 【6月龄之前】

A女士在2019年6月怀孕,于2020年3月15日上午9时在北京某三甲医院生下一健康7斤重的男婴,取名小A。你能计算出到2020年6月16日9点时,小A的月龄是多少吗?

案例2 【6—8月龄】

B女士在2016年3月怀孕,于2017年1月1日上午12时在北京某私人医院产科生下一5.5斤重的男婴,取名小B。你能计算出到2017年8月31日12时,小B的月龄是多少吗?

2. "日历法"的计数方法

根据第一册第三章第一节的讲解,为了方便日常计算,我们通常按照一个月 30 天来计算月龄和年龄数。

分析案例 1 可以提取出的信息有:小 A 的出生年月日为 2020 年 3 月 15 日 9 时,需要计算的截止日期为 2020 年 6 月 16 日 9 时。根据之前讲解的日历计算方法可知,小 A 出生时(即 2020 年 3 月 15 日 9 时)的月龄为 0 月龄 0 天 0 时,当度过第一个 24 小时(即 2020 年 3 月 16 日 9 时)的月龄被记为 0 月龄 1 天 0 时。以此计算,到 2020 年 6 月 16 日 9 时,小 A 的月龄应该为 3 月龄 0 天 0 时。

分析案例 2 可提取出的信息有:小 B 的出生年月日为 2017 年 1 月 1 日 12 时,需要计算的截止日期为 2017 年 8 月 31 日 12 时。同样,根据日历计算方法可知,小 B 出生时(即 2017 年 1 月 1 日 12 时)的月龄为 0 月龄 0 天 0 时,当度过第一个 24 小时(即 2017 年 1 月 2 日 12 时)的月龄被记为 0 月龄 1 天 0 时,以此计算,到 2017 年 8 月 31 日 12 时,小 B 的月龄应该为 7 月龄 29 天 0 时。

(二) Excel 表格法

1. "Excel 表格法"的案例描述

 案例 3 【9—11 月龄】

C 女士在 2013 年 10 月怀孕,于 2014 年 8 月 27 日下午 14 时在北京某公立医院妇产科生下一健康 7 斤重的男婴,取名小 C。你能计算出到 2015 年 6 月 10 日 14 时,小 C 的月龄是多少吗?

 案例 4 【12—23 月龄】

D 女士在 2015 年 10 月怀孕,于 2016 年 8 月 13 日下午 18 时在上海某三甲医院妇产科生下一健康 5.5 斤重的女婴,取名小 D。你能计算出到 2017 年 9 月 26 日 18 时,小 D 的月龄是多少吗?

2. "Excel 表格法"的计数方法

Excel 表格法简便、易操作,适用于普通家庭和照护机构快速计算月龄,家长或照护人员可选择正版软件进行安装,打开页面后分别在不同列输入婴幼儿的出生年月日信息和信息采集(即需要计算)的日期,利用公式(如下所示)软件可以自动计算出婴幼儿的月龄数据,数据可精确到月。

婴幼儿月龄=[(信息采集日期-出生年月日)/365]×12。

其中,365代表一年中的365天,12代表一年中的12个月。

以小C(案例3)和小D(案例4)为例,如图3-1所示,通过Excel公式计算出来的月龄分别为9月龄和13月龄。

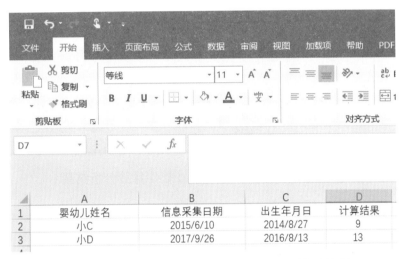

图 3-1① 婴(幼)儿小 C 和小 D 的 Excel 月龄计算结果图

(三) Anthro 软件法

1. "Anthro 软件法"的案例描述

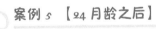

案例 5 【24 月龄之后】

E女士在2014年10月怀孕,于2015年8月20日晚上22时在上海某私立医院妇产科生下一健康8.5斤重的女婴,取名小E。你能计算出到2017年7月26日22时,小E的月龄是多少吗?

---

① 该图由蒋彤提供。

2. "Anthro 软件法"的计数方法

除了日历法和 Excel 表格法,普通家庭和照护机构还可以选择下载世界卫生组织推荐的 Anthro 软件(该软件为免费下载软件,具体软件操作方法详见本书第四章)来计算月龄。通过输入测评日期(年、月、日)、婴幼儿性别及出生日期(图 3 - 2,黑色箭头指示处),软件会自动分析婴幼儿从出生到录入信息时的年(月)龄。不过,由该方法计算得到的年(月)龄只能够精确到月。以男婴小 E 为例,从出生到 2017 年 7 月 26 日 22 时的月龄为 23 月龄,也可表示为 1 岁 11 月龄(图 3 - 2,红框标记处)。

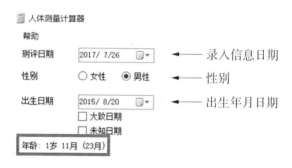

图 3 - 2　幼儿小 E 的 Anthro 软件月龄分析结果[①]

二、0—3 岁婴幼儿月(年)龄有关的实践问题

(一)月龄的专业表述与日常表述的区别

对于不满一岁的婴儿人们常用"几个月"的方式描述月龄。需要留意,"几个月"提供的数字会比真正月龄的数值大 1,误判开始添加辅食的时间。

【案例讨论】

2020 年 6 月 4 日,一位家长来咨询孩子的喂养问题,说孩子现在"1 岁 6 个月"。请问,可能的喂养建议是什么?

A. 以家常食物为主,每日三餐和两点,注意培养自主进食

B. 母乳喂养为主,及时开始添加辅食,每日 1～2 次,每次 2～3 小勺

C. 纯母乳喂养,白天黑夜频繁母乳喂养

实际情况:

工作人员首先与家长认真核对孩子的出生日期。得知孩子是阳历 2020 年 1 月 20 日

---

① 该图由蒋彤提供。

（阴历腊月二十六）出生，几天之后就过春节（农历新年），所以家人按照虚岁说孩子 1 岁多了。工作人员现场快速心算，确定孩子当天为 4 月龄 12 天。

工作人员了解到孩子出生之后纯母乳喂养，生长发育状况良好，于是建议保持纯母乳喂养，大约一个半月之后开始添加辅食。

我们常说的出生后 6 个月（180 天）内纯母乳喂养所对应的月龄区间是 0—5 月龄（即从出生到 5 月龄最后一天），而不是 0—6 月龄。也就是说，若婴儿不到 6 月龄，则应指导母亲进行纯母乳喂养，以帮助婴儿获得足够的母乳。

（二）开始辅食添加的月龄推荐

大多数婴儿在 6 个月前不需要添加辅食，建议所有儿童在 6 月龄时开始添加辅食。具体指大约 6 月龄第 1 天可以开始添加，而不是 6 月龄的最后一天，也不是 7 月龄。

该时间推荐同样适用于非母乳喂养的婴儿，即非母乳喂养的婴儿也不需要过早添加辅食，因为代乳品不会改变婴儿的进食和消化能力的发展规律。

1. 判断婴儿可以添加辅食的表现

- 对别人吃东西感兴趣，并且能够自己拿食物。
- 喜欢将一些东西放到嘴里。
- 能更好地控制舌头使食物在口中移动。
- 开始通过上下颌的张合进行咀嚼运动。

2. 过早添加辅食的危害

过早添加辅食（在 6 个月前）可能引起：

- 因辅食取代母乳而难以满足婴儿营养需求。
- 因给予方便喂养的水样稀汤或粥而导致营养素不足。
- 因缺乏母乳中的保护因子而增加患病危险。
- 因辅食不如母乳清洁或难以消化而增加腹泻危险。
- 因儿童不能很好地消化吸收非人体蛋白，而增加哮喘和其他过敏性疾病危险。
- 因母乳喂养次数少而增加母亲再次怀孕危险。

3. 过晚添加辅食的危害

- 儿童没有得到所需的额外食物来满足其生长需求。
- 儿童生长发育减慢。
- 儿童可能得不到足够的营养素导致营养不良和营养缺乏，如因缺铁而导致贫血。

第二节 家庭和照护机构支持母乳喂养的实践

我国婴幼儿托育照护服务以家庭为主、托育补充，强调家庭和机构合作，为家庭提供科学养育支持与指导。托育照护服务在时间和空间上将婴幼儿与家庭隔离，更需要在养育行为和方式与家庭衔接和融合。托育照护服务不应成为减少或停止母乳喂养的原因。家庭与照护机构都应积极采取措施，鼓励、支持和帮助母亲继续母乳喂养。

一、家庭和照护机构支持母乳喂养的方法和措施

（一）家庭支持母乳喂养的方法

家庭成员的态度会影响母乳喂养。通常母亲是育儿的主体，父亲在育儿中积极付出，就可以减轻母亲的压力、增强母亲对母乳喂养的信心和坚持。如果家庭中父亲的角色缺失，比如反对夜奶、疏于学习照料婴儿的技术、负面情绪多、不能理解母亲喂奶的辛苦、发牢骚或选择性无视等，会给母亲严重的打击，加重新手妈妈的焦虑。根据中国发展研究基金会对全国1万多名1岁以下儿童母亲的问卷调查结果显示，婴儿父亲支持母乳喂养的家庭，6个月内婴儿纯母乳喂养率要比父亲不支持母乳喂养的家庭高10个百分点。母亲经历哺乳的辛劳和身心变化，如果与家人在喂养孩子过程中发生认知冲突，常常会降低其对母乳喂养的信心。

（二）照护机构支持母乳喂养的措施

托育照护机构应该积极采取措施支持和鼓励有母乳喂养愿望的母亲，比如：

- 为母亲随时探视和哺喂婴幼儿提供便利。
- 设立母婴室，方便母亲哺乳、挤奶和休息。
- 设立送奶和喂奶制度，配备专用冰箱、温奶器、奶杯等设备和用具，专人负责管理挤出的母乳，并喂给孩子吃。
- 宣传和支持母亲继续母乳喂养。

（三）母乳的存储与挤喂

1. 挤出母乳的存储条件

挤出的乳汁可以存放在干净的带有螺旋盖的瓶子，或者有严密杯盖的硬质塑料杯或储奶袋。4℃条件下可以保存 3—8 天。

如果 24 小时之内不打算使用，要将母乳冷冻。母乳储存在 - 18℃以下的冰箱冷冻室可以保存 3—6 个月。要将母乳放在冷冻室的深处，并标记挤奶的日期与时间，优先使用先存放的母乳。

复温母乳用不超过 40℃的水浴法。微波炉加热不均匀，不适合解冻或复温母乳。冻母乳可以先放在冰箱冷藏室里解冻，也可以浸入温水里解冻。冻母乳解冻后，须在 24 小时之内吃完，存放超时则不能给婴儿吃。复温之后的母乳如果没有一次吃完，不要继续给宝宝吃。

2. 使用奶杯喂婴儿吃挤出来的母乳

可以用杯子喂婴儿吃挤出来的母乳。杯喂方法在新生儿阶段就可采用，可用来喂无法在乳房上直接吸吮的婴儿吃挤（或吸出）的初乳或母乳。

杯喂的步骤对完全清醒和对喂养有兴趣的婴儿最为有效。喂养时，将婴儿适当包裹，保持竖直坐姿，并提供适当支撑。喂杯液体半满，喂杯边缘轻靠在下唇边，稍倾斜喂杯使乳汁接触婴儿嘴唇，朝向上唇和牙龈。婴儿下颌降低，少量液体将流入婴儿口中并吞咽。喂食过程中保持喂杯正确的位置。

（四）婴儿配方奶粉的合理使用

1. 婴儿配方奶粉的使用原则

从营养上考虑，配方奶粉对于 6 个月以上的婴儿不是绝对必需的食物。因为，6 个月之后婴儿逐渐接受家常食物，可以通过合理膳食获得充足营养。但是，婴幼儿的照护人员很可能受家长之托给孩子喂食配方奶粉。对于确实需要使用配方奶粉的情况，照护人员制备和储存配方奶喂养液时应该严格按照相应卫生安全的要求进行操作。

由于奶瓶奶嘴不易清洁，存在卫生风险，而且奶瓶奶嘴喂养可能引起过度喂养和口腔咬合等健康问题，所以建议使用广口小杯子喂婴幼儿喝水、奶等液体，并严格掌握奶瓶奶嘴的使用指征，即仅用于吸吮困难婴儿的辅助喂养。

世界卫生组织在《安全制备、贮存和操作婴儿配方奶粉的指导原则》中对家庭、医院和护理机构配制、贮存婴幼儿配方奶粉的操作提出详细建议，强调使用 70℃以上的水冲调奶粉可以降低细菌污染的危险，能够杀死奶粉中的所有阪崎肠杆菌，且可显著降低相关危险。应呼吁厂家的说明书强调该情况,使消费者知晓并引起重视。

2. 婴儿配方奶粉的选用要点和技能要求

我国育婴员的职业标准中对选择和冲调配方奶粉的三个技能要点和技能要求如下:

(1) 要点 1:选择奶粉

查看包装上的产品信息和冲调指导;

查看执行标准、商标;

查看净含量、配料表、营养成分表;

查看使用方法,适用对象。

(2) 要点 2:准备冲调配方奶粉的器具

选择清洁的奶具;

根据婴儿的年龄挑选不同流量的奶嘴

(3) 要点 3:冲调奶粉

水温晾至 40—60℃后,根据所要冲调的量倒入消毒完毕的奶瓶中备用;

根据婴儿的月龄及产品包装上的喂哺表,用专用量勺取适量奶粉,多出量勺上沿的奶粉要刮去,保证所取奶粉的准确,将正确量取的奶粉加入盛有温开水的奶瓶中;

用专用搅拌棒搅动或者轻轻摇动奶瓶,使奶粉充分溶解。

(五) 分析有关母乳喂养的不科学说法

母乳喂养是生物本能,而泌乳机制涉及多个科学领域,包括乳房解剖、泌乳生理、新生儿生理发育、妇幼营养、社会心理等。这些科学理论和循证的实践经验才是合理解释哺乳中遇到的情况、帮助母亲解决困惑的基础。

然而,由于缺乏泌乳理论知识和实践经验,社会上出现很多关于母乳喂养的不科学说法容易影响母亲和家人甚至专业人员的判断。这里将对常见的不科学说法进行判别并进行原因分析。

1. 不科学说法一:母乳喂养的婴儿需要喂水

(1) 判别

6 月龄以内纯母乳喂养的宝宝通常不需要额外喂水。

(2) 原因分析

母乳的含水量为 88%,含有充足的水分,完全可以满足 6 月龄内健康婴儿对水分的需要,即使在炎热的夏天,也能满足宝宝对水分的需要。

另外,给 6 个月以内的纯母乳喂养的宝宝喂水会有不良影响。一方面,水会占用宝宝的胃容量、减少吃奶量。另一方面,不必要地喂水会增加腹泻的风险,需要考虑水质的安全、喂水的方法和工具的清洁问题等等。

有时候周围有些好心人会提醒妈妈,给小宝宝喂点水。在夏天多见。其实,宝宝缺不缺水可以通过尿量和尿的颜色直观判断,如果每日排尿不足 6 次,或者尿的颜色从浅黄色变深,则是提示可能缺水,可以适当增加母乳喂养次数来获得水分。对于腹泻、呕吐等疾病引起的缺水,则需要增加补液,此时应听从医生指导。

因此,除了遵照医嘱给婴儿服用药物糖浆、营养素补充剂,6 月龄以内纯母乳喂养的宝宝通常不需要额外喂水。

2. 不科学说法二:需要定时喂奶

(1)判别

定时喂奶的说法不科学。

(2)原因分析

母乳喂养不应该拘泥于钟表定时,不建议设定喂奶时间,而且进食的时间无法准确预测,应该顺应婴儿本能的生理需要——饿了就想吃、不饿就不想吃。小宝宝不会说话,但是会通过动作发出进食信号,所以从婴儿一出生,母亲和家人就需要细心观察和识别婴儿发出的进食信号,根据宝宝的进食信号,顺应自然规律喂养。对于最初 6 个月的宝宝,在按需母乳喂养的情况下,应不分白天黑夜,每日喂奶 8—12 次。

3. 不科学说法三:哺乳时妈妈的乳头一定会疼痛

(1)判别

若婴儿含接良好,哺乳时妈妈的乳头不应该疼痛。

(2)原因分析

婴儿含接良好的情况下,母亲的乳头不会被婴儿吸吮摩擦,也就不会疼痛或皲裂。含接良好的婴儿口中满满地含着母亲的乳头和大部分乳晕,而不是浅浅地咬着乳头和乳晕的交接部位。但如果是不正确地使用乳盾或乳罩等乳头保护罩工具或者吸奶器,就可能损伤乳头引起疼痛。如果婴儿有口腔真菌感染(即鹅口疮),则也会把真菌带到母亲乳头上引起真菌感染,从而导致乳头针刺样疼痛。

(3)乳头疼痛的解决办法:如果出现任何程度的乳头疼痛,都需要寻找原因并及时解决,包括检查含接状况、耐心调整姿势、观察含接情况,同时检查婴儿口腔是否有鹅口疮,及时并有针对性地消除不利因素。在情况加重之前及时就医。

4. 不科学说法四:母乳到了一定时候就没有营养了

(1)判别

有些人可能会说 6 个月之后母乳就没有营养了,要断母乳,否则孩子不能好好吃辅食。这种说法并没有科学依据。

（2）原因分析

对于 6—23 月龄婴幼儿童，母乳也是能量和营养素的重要来源。母乳可提供 6—12 月龄婴儿所需的一半或更多的能量，12—24 月龄幼儿所需的三分之一的能量。母乳还是患病婴幼儿获取能量和营养素的重要来源，并可减少因为疾病造成的营养不良。

5. 不科学说法五：妈妈伤风感冒不能喂奶

（1）判别

人们可能担心感冒的妈妈会通过接触传染小宝宝，并为此要求妈妈停止哺乳，甚至要母婴分离。其实，妈妈感冒之后继续哺乳是保护小宝宝的做法。

（2）原因分析

患伤风感冒之后，人的体内会产生大量特异性的抗体，这些抗体能够精准打击体内的感冒病毒、保护人体、促进康复。这些特异性的抗体还能够进入乳汁，通过哺乳到达婴儿体内，从而保护婴儿抵御病毒感染。不过妈妈感冒之后要注意休息、多饮水。如果妈妈感冒出现咳嗽和流鼻涕的症状，接触宝宝的时候则需要戴上口罩，避免飞沫传播。

6. 不科学说法六：妈妈月经期不可以哺乳

（1）判别

妈妈月经期可以哺乳。哺乳的妈妈通常在一年左右恢复月经，但是具体时间因人而异，也有 1 个月左右恢复的。

（2）原因分析

民间有传言母亲来月经不能哺乳，可能是源自对月经流血的恐慌，不知道月经是正常的生理现象。其实，母亲在母乳喂养期间来月经完全不会影响乳汁，可以继续哺乳，只是可能需要调整哺乳姿势。此外，注意好好休息、保持好心情和做好个人卫生。

二、母乳喂养常见问题的原因和日常解决方法

（一）使用奶瓶奶嘴引起乳头混淆的常见原因和日常解决方法

1. 奶瓶奶嘴引起乳头混淆的常见原因

新出生的婴儿还在建立含接吸吮的吃奶方式的过程中，还没有掌握吸吮母亲乳头和乳晕的要领，不能很好地吃母乳。此时，很多家长缺乏经验，害怕宝宝饿着，又不知道如何改善母乳喂养，就草率地用奶瓶给宝宝喂奶粉，宝宝很快就发现吸吮奶瓶较容易，熟悉了吸奶瓶。如果婴儿吃过奶瓶奶嘴，再吸吮母亲乳房吃母乳时就会出现技术上的混淆，不愿意吸吮母亲乳头，从而导致母乳喂养的失败和母乳量的急剧下降。

吸吮母乳和吸吮奶瓶的动作模式不一样。吸吮母亲乳房吃母乳，口腔内为正压环境，而

且需要婴儿用力用舌头和下颚挤压口内的乳晕，引起乳房的射乳反射。婴儿吃奶瓶里的液体时，是通过闭口吸气在口腔产生负压，能够轻松使奶瓶里的液体流入口中。因此，相比奶瓶吃奶，对宝宝而言含接乳房吃奶的难度大些。

2. 奶瓶奶嘴引起乳头混淆的日常解决方法

乳头混淆很容易发生，纠正起来难度很大。

纠正宝宝的乳头混淆，妈妈通常都有母乳不足的困扰，提高奶量是当务之急。使用代乳品或奶瓶奶嘴之后，乳汁分泌会进一步减少，宝宝又不爱吃；宝宝不刺激乳头乳晕，奶水就越少，形成恶性循环。照护人员要让宝宝多吸吮母亲的乳房来纠正乳头混淆，这个过程中可以挤出母乳用杯子喂给婴儿吃，也可缓解母亲乳胀、保持乳汁分泌。切记，不能因为奶水不足，担心宝宝的营养就擅自改用奶瓶喂养，这样会导致前功尽弃而母乳喂养失败、母乳越来越少。预防乳头混淆，重要的是最初理性考虑是否需要添加配方奶粉，是否需要使用奶瓶奶嘴。发生乳头混淆很大的原因是家长认为奶瓶喂养和母乳喂养没有什么区别，因此家长应纠正认识上的误区，坚持让宝宝吸吮妈妈乳房，耐心训练宝宝掌握含接技巧，才能从根源上避免乳头混淆的发生，这样妈妈的乳汁才会越吸越多。

（二）不恰当使用代乳品的日常纠正方法

代乳品往往使用奶瓶奶嘴喂养，使用代乳品和使用奶瓶奶嘴喂养这两个因素都会加剧乳房吸吮不足的问题，造成乳胀、乳汁分泌减少。纠正代乳品不恰当使用，关键是理性判断婴儿是否吃到充足乳汁，避免主观判断"乳汁不足"而给婴儿加配方奶。

及早发现不恰当使用代乳品，如果代乳品使用量比较少，继续以母乳喂养为主，可以停止代乳品，增加母乳量。如果代乳品使用时间长，已经成为婴儿主要的营养来源，则需要耐心调整，增加母乳分泌，同时减少代乳品使用。在保证婴儿营养摄入的基础上，逐渐减少代乳品喂养量和次数，增加母乳喂养次数。

（三）按需喂养和夜间喂养的日常支持方法

夜间喂奶对母乳喂养很重要。一方面，婴儿在夜间生长快，需要通过多次母乳喂养来获得营养，另一方面，与乳汁分泌密切相关的催乳素在夜间分泌水平高，而宝宝的吸吮决定催乳素分泌的多少。因此，夜间母乳喂养可以促进乳汁分泌。

很多人担心夜间喂奶会中断宝宝的睡眠，降低婴儿的睡眠质量，其实不然，婴儿的睡眠周期比成人（大约 90 分钟）短，而且婴儿不能自己进入下一个睡眠周期，夜间醒来需要安抚才能继续入睡。夜间是婴幼儿生长发育的高峰时间，需要营养补充以维持血糖稳定，所以有夜间喂养的需求。不过，随着孩子的长大，夜间醒来和夜奶的次数会逐渐减少。

夜间母乳喂养宝宝的母亲非常辛苦，晚上睡不好白天容易疲劳。哺乳需要母亲亲力亲为、不可假他人之手。家人对夜奶的理解和支持可以给予实际支持有：

- 夜间：可以在哺乳时帮忙照顾宝宝，换换尿布、拍嗝、哄睡；
- 白天：让妈妈少干活儿，多睡一会儿。

有了来自家人的理解和体贴，妈妈坚持母乳喂养的时间可能就长一些。

第三节　6月龄—3岁婴幼儿家庭喂养推荐、辅食制作与一日喂养安排示例

一、婴幼儿食谱设计的基本原则

对于不同月(年)龄的婴幼儿来说,需要遵循的总原则如下:

原则一:"三合一"原则

婴幼儿每日的膳食中都应该包括三大类食物:

主食(谷物、根茎和薯类)＋副菜(蔬菜、水果)＋主菜(鱼、肉、蛋、奶类)。

原则二:添加"种类"达标原则

要达到婴幼儿所需的最低膳食多样性,在母乳之外的婴幼儿七大类食物中,每天摄入的种类至少要达到四类以上。**婴幼儿辅食的七大类食物**(见图3-3)分别为:谷物、根茎和薯类;肉类;奶类;蛋类;维生素 A 丰富的蔬果;其他蔬果,不包括果汁;豆类及其制品/坚果类。

原则三:"频次适宜"原则

达到推荐的每日进食辅食或者家常食物的频次。下图是不同月龄婴幼儿的进食频次推荐:6—8月龄 1—2 次/日;9—11 月龄 2—3 次/日;12—36月龄至少 3 次/日;24 月龄后要保证 3 次/日的正餐进食,辅助 2 次左右的加餐(坚果、酸奶等零食)。

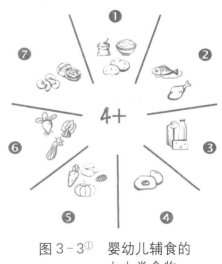

图 3-3[①]　婴幼儿辅食的七大类食物

---

① 该图由康乐提供。

添加辅食频次推荐

	辅食添加开始期			辅食期
	6—8月龄	9—11月龄	12—23月龄	2—3岁（3—5岁）年龄
辅食添加频次及所需能量	1-2次辅食/日 酌情添加1-2次加餐 200千卡/日	2-3次辅食/日 酌情添加1-2次加餐 300千卡/日	3次辅食/日 2次加餐 500千卡/日	3次正餐/日 2次加餐
辅食以外增加的母乳喂食频次	频繁母乳喂养 500-800 mL	继续母乳喂养 400-500 mL	继续母乳喂养	根据婴幼儿需求给予

图3-4 添加辅食频次推荐[①]

原则四:"质地适合"原则

辅食的质地要适合宝宝的咀嚼能力。下图是不同月龄婴幼儿的辅食质地推荐。

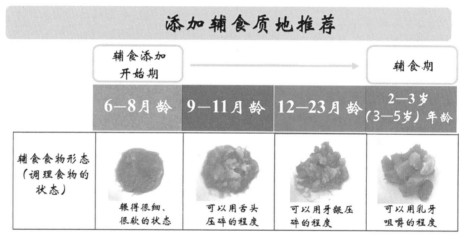

图3-5 添加辅食质地推荐[②]

原则五:"保持原味"原则

- 1岁以内不宜添加盐、糖及刺激性调味品。
- 1岁后逐渐尝试清淡口味的膳食。

原则六:"蒸煮为主"的原则

- 烹调以蒸煮为主,尽量减少煎、炸的烹调方法。

---

① 该图由蒋彤提供。
② 该图由蒋彤提供。

注：蒸煮前要特别注意仔细清洗干净食材，切成合适大小后蒸煮处理。

二、6—8月龄婴儿的家庭喂养推荐、辅食制作与一日喂养安排示例

(一) 6—8月龄婴儿的家庭喂养推荐

建议母乳喂养＋辅食。这个阶段是婴幼儿从纯液态食物过渡到固态食物的转折阶段。对于该阶段的宝宝来说，母乳能提供一半的能量及营养素，仅仅吃母乳已经不能完全满足其生长发育需求，所以需要开始添加辅食。同时，这个阶段的宝宝已经能够很好地控制自己的头和身体，挺舌反射在逐步消失，开始有意识地张开小嘴接受食物，消化系统也已经比较成熟，能够消化一些糜糊状食物。

换言之，不管是从生长发育需求来讲，还是从宝宝的生理条件来讲，6—8月龄的宝宝都已经准备好了吃母乳以外的其他食物。具体喂养时，建议从含铁的糜糊状食物（如含铁米粉、肉泥、肝泥、蛋黄泥等）开始添加，逐步添加一些根茎类蔬菜泥（如红薯泥、胡萝卜泥等）。需注意，应先添加蔬菜泥类，再添加水果泥类，避免宝宝因过早接受酸甜口味的水果而拒绝食用味道清淡的蔬菜泥类。同时，还建议关注该阶段宝宝对辅食的接受情绪，提倡顺应喂养，不可强迫进食，以免让宝宝产生抵触心理。

(二) 6—8月龄婴儿的辅食制作示例

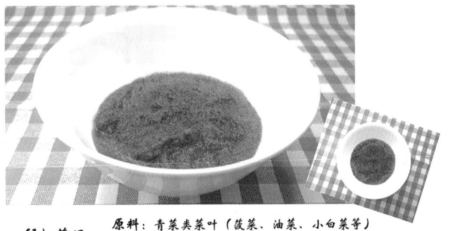

(1) 菜泥

原料： 青菜类菜叶（菠菜、油菜、小白菜等）

做法： 将青菜洗净切碎，在沸水中煮1—2分钟捞出。煮软的菜叶用料理机打碎，或用刀切碎。

注意： 菜泥中较粗的菜梗及纤维可用手捡除，可选择用滤网过滤菜泥。可用胡萝卜、豆角等代替青菜或制作混合蔬菜泥。

营养点评： 菜泥易消化，营养价值高，含有丰富的蛋白质、脂肪、钙、磷、铁、胡萝卜素、维生素C、维生素A、维生素B等。

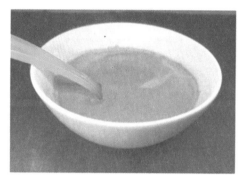

（2）肝泥

原料：新鲜动物肝脏（如鸡肝、鸭肝、猪肝、羊肝）

做法：将生动物肝脏洗净切开，用钢勺轻刮切面，将刮出的肝泥放入碗中，隔水蒸熟（5-10分钟左右）。

将动物肝脏蒸熟后（如猪肝大概10分钟左右）切成小块，用勺子背或刀背碾压成泥状。

注意：不建议使用葱、姜，料酒等刺激性调味料。

营养点评：动物肝脏含有丰富的蛋白质、矿物质（如铁、钙、磷）以及多种维生素（如叶酸、维生素A等），可以帮助宝宝补充铁质，预防缺铁性贫血，是铁和维生素A的优质来源，适合婴儿食用。

图3-6　6—8月龄婴儿的辅食制作示例图[①]

（三）6—8月龄婴儿的一日喂养安排示例

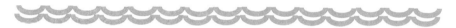

6—8月龄的宝宝

早	中间时段（早-中）	中	中间时段（中-晚）	晚	全天
母乳为主	加餐（酌情）	辅食	加餐（酌情）	辅食	母乳（按需喂养）

小贴士

婴儿刚开始接受辅食喂养时，因进食技能不足只会舔吮，甚至将食物推出吐出，故需要慢慢练习。切记不可将小勺直接塞进婴儿嘴里。

引入新食物要特别注意是否有异常现象，如果出现轻微症状（少量皮肤红疹、大便改变等），通常不需特别处理，但如果出现呕吐、腹泻、严重的湿疹等不良反应，须及时停止喂养，待症状消失后再从小量开始尝试，如仍然出现同样的不良反应，则应尽快咨询医师。

图3-7　6—8月龄婴儿的一日喂养安排示例图[②]

---

① 该图由蒋彤提供。
② 该图由蒋彤提供。

84　0—3岁婴幼儿营养状况评估及喂养实操指导

三、9—11月龄婴儿的家庭喂养推荐、辅食制作与一日喂养安排示例

(一) 9—11月龄婴儿的家庭喂养推荐

建议母乳喂养＋辅食＋适当的零食。这个阶段可增加食物的种类,并且可逐步用颗粒状食物(如粥等)替代糜糊状食物。这个阶段宝宝的舌头不仅可以前后运动,还可以上下运动,能够依靠舌头的蠕动和上颚配合,将颗粒状、软的食物碾成碎末和泥糊状咽下。同时,建议保证该阶段的食物具有一定的颗粒性,这样可以充分锻炼宝宝的咀嚼和吞咽能力,并且能够增强宝宝舌头的灵活性。该阶段可选择的食物有各种谷物粥、鸡蛋羹、豆腐、鱼肉和虾肉(进行适当的碾磨)、各种粗碾磨的蔬菜及水果等。

(二) 9—11月龄婴儿的辅食制作示例

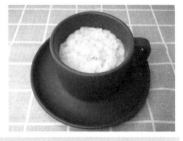

(3) 鱼泥

原料：新鲜的鱼块

做法：鱼肉隔水蒸熟（10—20分钟），剔除鱼骨鱼刺,用勺背轻压成泥状。

注意：要特别留意鱼泥中的鱼刺、鱼骨是否剔除干净。可加入柠檬汁去除鱼腥味。因鱼虾腥味明显,如婴幼儿不能接受,照护人员不必勉强,可以先给食畜禽肉类,待宝宝年龄大些再给食鱼虾。
营养点评：鱼肉为高蛋白低脂肪的理想食材,富含优质蛋白质、不饱和脂肪酸（EPA、DHA）、磷、钙、铁、维生素A、B_1以及尼克酸,可促进婴儿的生长发育,适合婴儿食用。

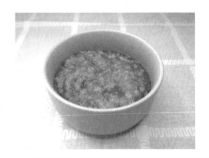

(4) 菜肉稠粥

原料：大米、肉末、青菜

做法：大米加水煮成稠粥（挂勺不掉）,再加入肉末跟切碎的青菜末煮开。

注意：青菜可用西红柿、南瓜、白菜等各种蔬菜替换。
营养点评：肉中富含蛋白质、脂肪酸、铁、B族维生素、碳水化合物、铁、维生素C、胡萝卜素等营养物质,可预防和改善婴儿缺铁性贫血,胡萝卜素可转化为维生素A,预防夜盲症,米中的碳水化合物可提供能量,有利于婴儿的生长发育,适合婴儿食用。

图3-8 9—11月龄婴儿的辅食制作示例图①

---

① 该图由蒋彤提供。

（三）9—11月龄婴儿的一日喂养安排示例

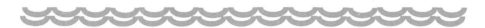

9—11月龄的宝宝

早	中间时段 （早—中）	中	中间时段 （中—晚）	晚	全天
辅食	加餐 （酌情）	辅食	加餐 （酌情）	辅食	母乳 （按需喂养）

*夜间可按需增加母乳给予

小贴士

该阶段婴儿已适应多种食物，可扩大婴儿食物种类，并增加食物的稠厚度和粗糙度，可尝试块状食物。

一日三餐保持规律，可适当增加早午餐、午晚餐之间的加餐（如水果块、红薯块等）。

图 3-9①　9—11月龄婴儿的一日喂养安排示例图

四、12—23月龄幼儿的家庭喂养推荐、辅食制作与一日喂养安排示例

（一）12—23月龄幼儿的家庭喂养推荐

建议辅食＋零食＋适当的母乳。这个时期的母乳可以提供三分之一的能量和营养素，建议继续坚持母乳喂养，添加辅食，适当给予部分零食，以增加宝宝食物的多样性。

该阶段宝宝的舌头更加灵活，可以上下左右活动，不仅能用舌头碾碎食物，还可以把食物推到口腔的左右，用牙床来咬碎食物，并进行咀嚼。因此，食物的性状要从小颗粒状逐渐过渡到颗粒较大的碎丁状，硬度如香蕉为佳。同时，可增加食物种类，如混合稠粥（添加蔬菜、肝脏或肉末）、面条、小馄饨等。

---

① 该图由蒋彤提供。

(二) 12—23 月龄幼儿的辅食制作示例

（5）西红柿牛肉羹

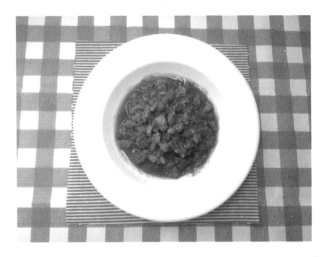

图 3-10   12—23 月龄幼儿的辅食制作示例图(1)[①]

原料：西红柿、牛腩

做法：西红柿100克在开水中烫过，取出后剥去表皮。
将煮熟的牛肉丁30克和去皮的西红柿切成小碎丁，放
入锅中，加入肉汤或水，煮开后5分钟关火。

营养点评：牛肉富含优质蛋白质、铁以及维生素A等营养素，西红柿富含胡
萝卜素、维生素C和B族维生素等营养物质，有补血、促进大脑发育以及骨
骼生长的功效，适合幼儿食用。

---

① 该图由蒋彤提供。

(6) 鸡肉碎西兰花焖面

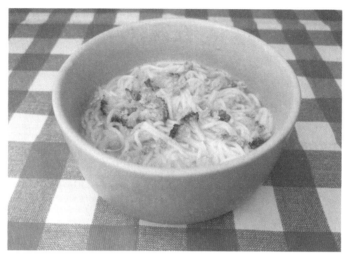

图 3-11　12—23 月龄幼儿的辅食制作示例图(2)[①]

原料:
西兰花、鸡腿肉、面条

做法:
面条煮软,用剪刀剪成碎段;
将西兰花分成小朵,鸡腿肉切
碎,加入少量盐或酱油调味混
合炒熟(5-10分钟),加入面
条碎,关火,盖上锅盖焖软。

注意:西兰花可用其他绿色蔬菜替换,根据需求鸡肉也可以用鸡肝、猪肝
等替换。
营养点评:鸡肉是高蛋白、低脂肪的食物,西兰花含有丰富的矿物质,如
钙、磷、钾、镁、锰、锌等,可以促进肌肉组织和骨骼的形成,该食谱蛋
白质、维生素、脂肪酸以及碳水化合物等营养全面,适合幼儿食用。

---

① 该图由蒋彤提供。

（三）12—23月龄幼儿的一日喂养安排示例

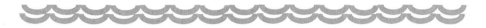

12—23月龄的宝宝

早	中间时段（早—中）	中	中间时段（中—晚）	晚	全天
正餐	点心	正餐	点心	正餐	母乳（按需喂养）

小贴士　幼儿满12月龄后，应与家人一起进餐。家人提供正餐食物的同时，还应鼓励宝宝尝试家庭食物和自主进食。

注：此处的点心主要指如水果块、红薯块、酸奶等适合该月龄段婴幼儿食用的小零食。

图3-12　12—23月龄幼儿的一日喂养安排示例图①

五、24—36月龄幼儿的家庭喂养推荐、辅食制作与一日喂养安排示例

（一）24—36月龄幼儿家庭喂养推荐

建议正餐＋零食＋适当的母乳。这个时期宝宝的饮食习惯已初步形成，所需的能量和营养素基本来源于所给予的食物（以正餐为主）。成人要鼓励宝宝与家人同桌进餐，或者将大人的食物分出部分给予宝宝，并鼓励让宝宝自己选择食物。

---

① 该图由蒋彤提供。

（二）24—36 月龄幼儿辅食制作示例

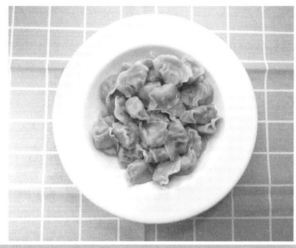

（7）五彩饺子

原料：菠菜、胡萝卜、面粉、白菜、猪肉

做法：将菠菜和胡萝卜分别榨汁和面，白菜和猪肉剁碎做馅，包饺子。

注意：菠菜和胡萝卜可用紫甘蓝等代替。成型饺子要尽量小，方便幼儿进食。

营养点评：饺子皮为面粉，是典型的谷物类主食，饺子馅多为青菜和肉的混合物，营养均衡丰富并且分量适中，非常适合幼儿食用。

（8）太阳蛋

原料：鸡蛋、肉末（鱼泥或者虾泥）

做法：将肉末用少量盐和料酒调味，拌入鸡蛋液，隔水蒸熟（10-20分钟）。

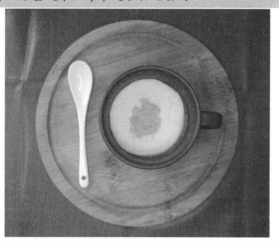

营养点评：富含蛋白质、不饱和脂肪酸、钙、铁、锌，既可补充蛋白质，又可促进生长发育，适合幼儿食用。

图 3 - 13　24—36 月龄幼儿辅食制作示例图①

---

① 该图由蒋彤提供。

（三）24—36月龄幼儿一日喂养安排示例

24—36月龄（2—3岁）的宝宝

早	中间时段（早—中）	中	中间时段（中—晚）	晚	全天
正餐	点心	正餐	点心	正餐	母乳（按需喂养）

小贴士　该阶段幼儿的饮食行为已经形成，此时要注意培养幼儿自主规律进食、不挑食的习惯，足量饮水及饮奶，自主参与选择多样化的健康食物以及零食，加强户外活动。

注：此处的点心主要指如水果块、红薯块、酸奶等适合该月龄段婴幼儿食用的小零食。

图3-14　24—36月龄幼儿一日喂养安排示例①

---

① 该图由蒋彤提供。

第四节 0—3岁婴幼儿常见辅食喂养
问题的原因和日常解决方法

一、0—3岁婴幼儿常见食物种类问题的原因和日常解决方法

添加辅食之后,需要通过食物种类多样化保证婴幼儿均衡而全面的营养摄入。婴幼儿喂养常见问题中,与食物种类有关的问题比较突出,最常见的是动物来源食物摄入不足。

(一)辅食添加初期,动物来源食物不足

1.“辅食添加初期,动物来源食物不足”的原因

婴幼儿处于生长发育快速期,营养需求大,但进食量比较小,所以要求食物的营养密度高。动物来源的食物含有丰富的优质蛋白质、油脂、脂溶性维生素,铁、钙和锌等矿物质的吸收率也高,是优质的食物来源。

然而,很多人误以为1岁之内婴儿消化不了肉类食物,从而推迟了添加动物来源食物的时间。其实肉泥的质地软烂,适合用作辅食,婴儿适当进食可以消化。如果开始添加辅食的时候以米粉、粥、果泥、菜泥等植物来源的食物为主,缺少肉泥、肝泥和蛋,会导致辅食含水量高、占用胃容量,也会缺乏优质蛋白质、油脂、铁、钙、维生素 A 等生长发育迫切需要的营养素。因此,如果婴幼儿出现生长发育减慢,发生营养性贫血等营养问题,则需要关注是否存在动物来源食物摄入不足的问题并及时纠正。

2. “辅食添加初期,动物来源食物不足”的日常解决办法

为解决婴幼儿动物来源食物摄入不足的问题,需要向社会、家庭和照护人员普及营养学知识、婴幼儿科学喂养方法,从而打消家长顾虑,并引导家长在辅食添加初期及用肉泥、肝泥、血块、鸡蛋等动物来源食物制作辅食,并积极帮助家长学习肉泥制作方法,同时了解肉泥和鸡蛋添加之后可能遇到的食物不耐受、大便变干等问题的应对方法。

（二）食物种类单一（多样化程度不足）

食物种类单一指长时间吃固定的少数几种食物，是营养素缺乏的危险因素。现实生活中，该现象普遍存在。2013年全国营养监测结果显示，我国6—23月龄婴幼儿仅有20.9％达到每日食物多样化（达到7类中的4类或4类以上，母乳除外）；单一主食（谷物、根茎类）、蔬菜和蛋类的添加比较普遍；婴幼儿配方奶粉的食用普遍。

需要说明的是，对于每日食物多样性的评估，并不是以单一品种评估，而是以种类数进行评估。例如，从营养学角度，牛肉和猪肉就被视为同类食物（食物种类的划分详见第一册第一章）。

1. "食物种类单一"的原因

食物种类多样化的比例低，主要原因是喂养时只关注主食、蔬菜、蛋和配方奶粉，忽视肉类、豆类和奶制品等。

2. "食物种类单一"的日常解决办法

首先，需要支持母亲继续母乳喂养，协调好辅食添加与哺乳的安排，不应该认为6个月之后母乳营养降低。其次，需要家长和照护人员从6—8月龄辅食添加的开始阶段就关注食物种类多样化，有意识地丰富辅食的食材种类，考虑用肉、豆类和豆制品、蔬菜等制作辅食，在日常食谱中逐渐加入肉泥、肝泥、豆腐、豆沙、芝麻酱、花生酱、普通动物奶、奶酪、酸奶等。最后，需要落实女职工的生育保护措施，保障母亲的带薪产假、女职工在工作日的哺乳时间以及父母育儿假。

（三）挑食

挑食指连续几天或者一段时间喜好或者拒绝某特定食物的现象，比如某一时间段内婴幼儿特别爱吃西红柿却不喜欢吃青菜、喜爱吃肉却不喜欢吃鱼虾、喜欢吃面条却不喜欢吃米饭、喜欢吃南瓜却不喜欢吃胡萝卜等。

1. "挑食"的原因

每个人都有食物喜好，凭喜好选择吃什么，婴幼儿更是如此。如果婴幼儿对食物的偏好过于明显，只偏爱少数几种食物，不吃其他的多种食物，就是挑食了。挑食可能引起营养摄入不全面，需要寻找原因并帮助纠正。

2. "挑食"的日常解决办法

除外极为少见的疾病原因，大部分挑食问题可以通过耐心引导得到改善，具体应对方法如下：

第一，观察、理解、接受婴幼儿对食物的喜好。与成人相似，婴幼儿对食物的喜好是复杂的主观感受,受到个人经验的影响。而且很难通过讲道理或者强迫进食的方法使低年龄段的孩子接受不喜欢的食物,所以需要接受婴幼儿的食物喜好,再逐步引导。第二,经常变换食物种类和制作方法,增加婴幼儿对各种食物的味道的接触和感受。第三,避免气味浓郁的食物,比如菌菇类、韭菜、茴香、萝卜、芥菜、葱、姜、蒜、鱼虾制品等。成人可能觉得这些食物气味浓郁、鲜美或者开胃,但对于味觉、嗅觉非常敏感的婴幼儿来说,这些气味可能过于强烈,无法接受。第四,正面鼓励婴幼儿进食,运用顺应喂养的方法。家人和照护人员可以向孩子表达自己对食物的喜爱,进食过程保持愉快的言语、表情和氛围,并对孩子在进食方面的进步给予积极肯定。第五,选用同类的其他食物进行食物替代,确保营养全面。对于不接受胡萝卜的婴幼儿,可以选择南瓜、西红柿、绿叶蔬菜等替代。

特别强调,家长和照护人员不应该强迫婴幼儿接受不喜欢的食物,也不应该用物质奖励诱导其吃不喜欢的食物。赋予食物与进食无关的关联会干扰儿童对食物与进食关系的判断,混淆进食与食欲的关系。

(四)用水果替代蔬菜

1. "用水果替代蔬菜"的原因

有些家长误以为水果价格比蔬菜高,水果的营养价值也高,可以替代蔬菜。其实,儿童本能就偏好含糖量高、甜美多汁(柠檬除外)、口感脆爽的水果。如果孩子贪吃水果会拒绝或减少蔬菜以及其他食物的摄入。

另外,虽然水果和蔬菜都属于植物来源食物,没有特别严格的本质差别,但是水果的营养素相对单一,缺乏矿物质,只是水分、糖分和纤维丰富。水果不能替代蔬菜,不能只吃水果不吃蔬菜。

2. "用水果替代蔬菜"的日常解决办法

建议家长们在辅食添加初期注意水果的添加时机,在保证动物性食物进食的前提下给婴幼儿适当吃点水果,比如作为每天一次的加餐。如果出现了吃水果干扰吃蔬菜的兆头,或是发现婴幼儿偏食水果,则应及时调整。

值得提醒的是,水果首选新鲜果品,像果汁、果泥、果酱和果脯等水果加工制品糖过多,应限制婴幼儿摄入。

(五)用动物来源食物替代蔬菜

1. "用动物来源食物替代蔬菜"的原因

家长缺乏营养知识,可能误以为肉蛋奶的营养密度高,孩子吃得越多身体就越好,故而忽略了其他食物的摄入。

其实,过量进食肉蛋奶等动物性食物会干扰婴幼儿进食其他食物,造成食物结构不合理。婴幼儿还需要从粮食、蔬菜、水果、豆制品等植物来源的食物中获得淀粉、膳食纤维、水溶性维生素以及相当比例的矿物质。婴幼儿的生长发育需要通过食物多样化来提供各种营养素的支持。

2. "用动物来源食物替代蔬菜"的日常解决办法

家长和照护人员需要学习一些基础的食物和营养学的知识,理解食物多样化和合理膳食模式的意义,有计划地给婴幼儿引入辅食,并评估其膳食结构,确保蔬菜和肉类的平衡。一旦发现婴幼儿出现偏食肉类和蛋类等动物性食物的倾向,及时调整膳食结构,引导多样化饮食。

（六）婴幼儿食物成人化

1. "婴幼儿食物成人化"的原因

随着儿童食品的成人化和市场化,婴幼儿食用高糖、高盐、高油和过度加工食品的情况越来越多。这些食品中,有些可能是家庭的日常食品,有些则是专门给孩子购买的食品。这些食品往往添加了大量的油、盐以及糖,虽然能够刺激味觉、提高食欲,但是这些食物存在营养素损失程度较高的问题,会增加婴幼儿挑食、超重肥胖和患上高血压、糖尿病等的风险,影响一生的饮食习惯,而且可能增加婴幼儿成年后患相关疾病的风险。

造成该现象的原因有很多,比如家长或照护人员误以为盐和糖这些调味品是人体生理必须的。其实,食物本身含有的钠离子和各种糖分就有其自然的味道,不需要额外增加调味品来获得。我们对盐和糖的依赖更多是口味和心理的需要,成人凭自己的口味习惯给婴幼儿的辅食调味,很可能导致过多的调味品被加入食物。再如,家长或照护人员过度关注婴幼儿的进食量,希望通过增加食物的味道来刺激孩子的食欲,进而增加孩子的进食量。其实,除了提供需要的能量和营养素外,给婴幼儿添加辅食的重要目的是接触、记忆和适应各种食物的味道,不需要额外增加不必要的进食量,避免能量摄入过度。

2. "婴幼儿食物成人化"的日常解决办法

为避免该问题,家长和照护人员需要学习科学育儿和健康饮食的知识,清淡饮食从自己做起,进而对婴幼儿进行顺应喂养,不过度关注进食量。建议做到:对6—12个月婴儿的食物不加盐调味,保持清淡口味,以保护婴儿的肾脏功能,同时避免能量摄入过度;为了适应成人饮食,1岁之后适当加盐,但仍以清淡为宜;为了减少龋齿、肥胖、挑食等的发生率,建议辅食不加糖调味。这里的糖指游离糖(白砂糖、冰糖、红糖、蜂蜜等),用于增加食物的甜味。避免食用过度加工食品,其往往含有较高的糖、盐和调味剂。

小贴士：常见的高糖、高盐和过度加工食品

高盐食物：

- 腌菜、腐乳、橄榄菜、腌肉
- 酱油、蚝油、虾酱、辣酱等调味品
- 薯片、虾条等膨化食品

高糖食物：

- 饼干、点心、蛋糕
- 糖果、巧克力、冰淇淋、含糖的汤水
- 奶味饮品、加糖酸奶
- 话梅、果脯、果汁、果味饮料、水果罐头、果酱

过度加工食品：

- 肉松
- 香肠、火腿肠
- 蛋糕
- 果酱

图 3－15　常见的高糖、高盐和过度加工食品

（七）干呕、含饭和囫囵吞饭

1. "干呕、含饭和囫囵吞饭"的原因

有些婴幼儿在进食某种不喜欢或者质地稍微硬一些或者食物块大一点的食物时，可能出现干呕、干咳、不吞咽、囫囵吞饭等情况。这时家长往往担心是疾病所致。事实上，由于生病所致的上述症状极为少见，大部分为短暂现象，且原因不明。但如果长期存在这些症状，则需要咨询专业意见，关注会不会引起营养不均衡或者营养不良。

2. "干呕、含饭和囫囵吞饭"的日常解决办法

预防和应对婴幼儿不良的进食行为时，首先，我们需要认识孩子是进餐的主体，主导决定"是否吃、吃什么和吃多少"。医生提供指导建议供家长参考；家长决定"给孩子吃什么、什么时候吃和在哪里吃"；培养婴幼儿建立正确的饮食习惯时，家长和照护人员应留意孩子的进食行为，发现问题并及时引导。最后，整体上采用积极的喂养方式，包括建立良好的进食氛围，鼓励 1—2 岁以后孩子与家人同桌进餐，并逐渐增加孩子自己进食的程度；不强迫进食；进餐时不看电视或玩玩具；不宜以食物作为奖励或惩罚；也不应把进食行为问题归结于"喉咙小吞不进去""缺乏微量元素"等。

（八）食物不良反应

食物的不良反应是一个广泛存在的现象，按照症状的严重程度可分为食物中毒、食物过敏以及食物不耐受。食物的不良反应涉及的机制复杂，既有免疫反应（比如食物过敏），也有

非免疫机制的反应。食物过敏是异常、过强的免疫反应。食物不耐受与食物过敏不同。食物不耐受是生理反应，不是免疫反应。

婴幼儿阶段发生食物过敏和食物不耐受的比例较高，常见皮疹、湿疹、胃肠炎，甚至哮喘。婴幼儿辅食添加阶段易出现暂时性的新食物过敏、不耐受以及排便改变现象。婴幼儿的家长和照养人应对食物不良反应有所了解，细心观察，并给予适宜的照料。

1. 食物不耐受

食物不耐受，指由于摄入特定的食物或成分（如乳糖、辣椒）而发生的异常生理反应或者易感性增高（比如腹泻、皮疹），是人体对不熟悉食物的防范和适应的表现。食物不耐受的现象很常见。大多数婴幼儿尝试新的食物之后数日内可能出现轻微的不适应症状，比如大便改变、口周或脸部皮肤红疹、身上少量轻度的湿疹、可以安抚的烦躁、流口水增多等。多次尝试之后，这些反应减轻或者消失，通常不需要特殊处理。

目前我们对食物不耐受的原因和机制的了解非常有限。对乳糖不耐研究得比较清楚。乳糖不能直接从小肠吸收，需要肠道内的乳糖酶将乳糖水解为葡萄糖和半乳糖，然后吸收入血液再被机体利用。如果肠道内乳糖酶分泌较少，就不能将乳汁中的乳糖全部消化分解。

乳糖不耐受的主要表现为在进食乳制品之后30分钟到2小时出现恶心、呕吐、腹胀、腹泻、腹疼挛痛、肠鸣音异常等肠道刺激症状。该症状由基因决定，不具传染性，会随时间减轻或加重。大多数人的乳糖酶活性能够持续到2—15岁，但婴幼儿可能因为遗传、胃肠炎、腹泻等原因出现不同程度的乳糖酶缺乏，进而引起乳糖不耐受。

对乳糖不耐受的判断主要依据临床症状，并且需要结合实验室检查结果。对于大便次数不多且不影响生长发育的轻度乳糖不耐受患儿，可以继续母乳喂养，但需注意监测其生长发育和肠道症状以及便后皮肤清洁和干燥。但如果幼儿腹泻次数多，继发引起体重增加缓慢并伴有其他并发症，则需及时就医，避免食用含乳糖食物，遵医嘱调整饮食。

2. 食物过敏

食物过敏属于疾病范畴的医学诊断，用于描述由特殊食物蛋白引起的异常或过强的免疫反应。患者会表现出严重且持续的皮肤、胃肠道、呼吸道、眼部症状，严重者可致过敏性休克甚至死亡。一项全国31个城市儿童的调查发现，0—3岁儿童食物过敏报告率在4—7％之间波动，与发达国家相近。需要强调的是，该比例为医学层面上的诊断比例，与大部分人口头说的类似过敏的轻症表现有较大差异。生活中更多的是轻症表现，却容易被家长或照养人夸大。虽然二者在病症程度上有所差异，但我们都会按照医学层面的食物过敏去防范，并了解它的机制。

食物过敏涉及复杂的免疫问题，发病机制尚不完全清楚，涉及遗传、食物过敏原（摄入量、抗原结构）、儿童生理特点、生后喂养时间等因素。婴儿期机体的免疫调节功能尚未发育完全,而且肠道屏障不成熟,增加了出生后非母乳喂养婴儿发生食物过敏反应的风险。这是因为对非母乳喂养婴儿使用的是其他动物乳汁,其含有的蛋白质以及其他物质是人类以外的异体来源,对于婴儿来说是抗原物质,但此时婴儿的肠道屏障还不成熟,无法阻止食物来源的外来抗原进入血液循环,从而引发排斥异物的免疫反应,造成机体炎症或者损伤。

过敏性疾病还存在遗传性,询问过敏性疾病的家族史能够提示婴幼儿可能发生食物过敏。相较没有过敏史父母的孩子,父母一方有过敏史的孩子发生食物过敏的可能性会增加一些,父母双方均有过敏史的孩子发生食物过敏的可能性会倍增。

不具有高危因素的婴幼儿也可能发生食物过敏。因此,婴幼儿食物过敏的高危因素较为复杂。目前无法预测婴儿可能对哪些食物过敏,只能减少、延迟过敏原对婴儿的暴露,但即使这样也不能保证阻断过敏反应的发生。所幸,大多数在婴儿期出现食物过敏的儿童随着年龄增长会出现自愈或转为耐受。因此,食物过敏的预防重点是科学喂养,避免过早接触过敏原。

出生之后母乳喂养,避免不合理地选择在 6 个月之前使用配方奶和添加辅食。需要在婴儿添加新食物的最初几天留意观察有无过敏的表现,比如伴随新食物添加而出现的皮疹、异常烦躁、哭闹等。需强调的是,这些表现虽然可疑,但是不一定是过敏引起,还需综合考虑是否存在疾病、感染、外伤等其他原因。

对于症状较轻者,比如少量轻度的口周发红、流口水增加等,可以不处理;症状严重者,比如严重的皮疹、无法安抚的哭闹、腹痛、便血、呼吸困难(包括次数增加或者呼吸特别用力)等,则应及时到医院就诊并遵医嘱治疗。

3. 排便改变

婴儿刚开始添加辅食的时候,会出现暂时的排便改变。大便的性状和排便次数容易被观察,比如大便稀或者大便变干。辅食添加初期常见的"攒肚"和"便秘"在一段时间里会多次发生,因此家长可能担心孩子患病。其实,除疾病或者功能紊乱的原因外,这种改变相当一部分是生理性的,家长或照养人可以先观察和调整饮食,如果不见好转则需及时就医。

一般情况下,随着婴儿开始进食母乳之外的食物,肠道内形成的粪渣量显著增加、肠蠕动可能减慢,肠道吸收粪便中水分增加,导致粪便含水量降低,粪便逐渐成形。

"攒肚"是一个非医学说法,但是在老百姓中非常流行。常见婴儿添加配方奶粉或辅食添加之后出现大便间隔时间增加,有些婴儿 2—5 天排一次大便,而有些甚至 10 天半个月才排一次,但是婴儿能吃、能喝、精神好,没有其他不舒服的表现。便秘是胃肠道功能紊乱引起的疾病。发生便秘的孩子或成人,出现粪便干燥,且症顽固、反复发生、很痛苦,需要到消化内科就诊。

婴幼儿常见的攒肚,主要是婴幼儿的肠道在适应新食物过程中的表现,主要表现为排便用力、大便干,当数天(有些甚至两周之内)的大便"如愿"排出之后,排便规律就恢复正常。这一问题之后可能还会不定期出现。攒肚区别于便秘的一个特征是没有明显的腹胀、腹痛、呕吐或烦躁哭闹。

可能引起攒肚的原因还包括饮水不足、膳食纤维不足、蛋白质摄入多等。如果粪便没有"如期"排出体外,造成粪便滞留肠内,其水分持续被肠道吸收,含水量降低到70%以下,会继续加重排便困难,直到积累到足够刺激,肠道才会"下定决心"启动排便。此时,由于大便的前端较干较硬,所以排出时会费力、疼痛,甚至肛门撕裂出血,应及时清洗、保持干燥、促进伤口愈合。

对待辅食添加之后婴儿的大便干燥问题,首先调节饮食,谨慎评估通便措施。家长可以帮助宝宝调整食物结构促进肠蠕动、软化粪便,比如:

- 增加饮水和喝汤,以及膳食纤维和油脂的摄入,适当减少牛奶制品和肉类食物的进食量。
- 继续母乳喂养。母乳有轻度通泻作用,有助于缓解大便干燥。
- 可以适当吃西梅、火龙果等含有大量果胶的食物,促进排便。

如果在家中用以上方法还是无法缓解排便困难的问题,则需及时就医,检查原因并治疗。

二、0—3岁婴幼儿常见进食频次和进食量问题的原因和解决方法

日常生活中,家长或照护人员经常会遇到准备吃饭了而孩子正在睡觉的情况,纠结是为了让孩子吃饭而将其叫醒,还是等孩子自然醒来再吃饭。家长担心叫醒会影响婴幼儿的进食频次、进食量,总食物摄入量。

其实,婴幼儿的进食不如成人稳定,加之其行为自制力有限,所以进食意愿更多依靠饥饿本能驱动,因此家长和照护人员在喂养中需要细心观察并捕捉婴幼儿释放的进食信号,判断其对食物的兴趣产生以及强弱变化,并顺应这些信号进行喂养。通俗来讲,就是在孩子想吃或者有些饥饿的时候进行喂养,而不是在孩子过于饥饿或者疲惫的时候喂养,那会儿他们往往不想吃东西。

这里将介绍不同月龄段婴幼儿进食频次和进食量的影响因素及喂养过程中可能遇到的相关问题。

(一) 婴幼儿进食频次和进食量的影响因素

合理的进食频次依赖于婴幼儿的进食时间。对婴幼儿进食时间的安排需要整体考虑孩子的一日作息活动,包括母婴分离和重逢的时间(比如母亲外出工作的时间或者婴儿送托育

照护机构的时间)、孩子玩耍和睡觉的时间、家人做饭与进餐的时间。特别重要的一点是,在不打扰婴儿睡眠的前提下灵活安排喂养,建议逐步尝试把婴幼儿的吃辅食时间与家人做饭、进食的时间进行同步,但不必强行要求孩子在规定时间吃饭,毕竟大多数孩子要到三岁左右才形成稳定规律的一日三餐。

婴幼儿进食量不稳定,与胃容量有关(即胃里能装下多少食物),也与食欲(即愿意吃进多少食物)有关,存在很大的个体化差异,而且每餐和每天的进食量可能不太稳定,受到食欲、食物的营养密度、情绪、喝奶、喝水等多种因素影响。

因此,家长和照护人员需要了解每一位婴幼儿的生理及心理特点,全面、动态评价孩子的进食情况,避免机械化、过于依赖参考标准。如果婴幼儿的体重和身高(长)的增长情况符合其年龄,在同龄婴幼儿的 15—85% 之间,就表示食物营养最终转化为体格发育的结果正常,不必过于强调进食量。但如果体重和身高(长)的增长落后同龄婴幼儿的参考值,则需要评估进食频次和进食量,进行必要的调整。

(二) 6 个月开始添加辅食的时候进食过多或不足

1. "6 个月开始添加辅食的时候进食过多或不足"的原因

给 6 个月婴儿刚开始添加辅食的时候,家长和照护人员与婴儿都在磨合和调整进食时机、频次和进食量,容易出现进食过多干扰母乳喂养或者进食不足的问题。

2. "6 个月开始添加辅食的时候进食过多或不足"的日常解决办法

面对该问题,家长和照护人员需要理解磨合的含义,即多次尝试、循序渐进、合理掌握进食量,先从尝试少量食物开始,每次 1—2 勺、每天 2—3 次,逐渐增加到 50—80 ml(大约 1/5—1/3 碗),而且由于食物的质地、母乳喂养和辅食的比例、进餐次数等原因,每个孩子的进食量都可能不一样,因此需要结合身长和体重的变化进行综合评价。

这个时期刚开始添加辅食,家长和照护人员需要留意婴儿的一日活动,选择合适的进食时间,避免在婴儿非常饥饿或者完全不饿(比如刚刚母乳喂养完)的情况下给孩子吃辅食。可以在喂了母乳 1—2 小时之后,尝试喂辅食,辅食可能没有完全吃饱,马上接着喂一会儿母乳。需要注意,6—11 月龄婴儿仍然以母乳喂养为主,避免为了添加辅食而刻意减少或停止母乳喂养。

(三) 6—8 月龄婴儿进食次数过多或者不足

1. "6—8 月龄婴儿进食次数过多或者不足"的原因

由于该时期是婴儿味觉发育敏感时期,个性化特点明显,所以不同婴儿对尝试新食物的抵抗程度不同,可能表现出拒绝或者"厌烦",进而影响到家长或照护人员的情绪,增加或者减少喂养次数。比如,有些家长会比较着急,担心孩子吃的不够,或者过高预期婴儿的进食量,从而增加进食频次和制备辅食的量;而有些家长不太理解婴儿的进食能力是逐渐发展成熟的一个过程,以为这个阶段的孩子可以平稳、顺利和愉快地吃饭,对孩子吃饭过程中出现的凌乱情况缺乏耐心,并且把孩子吐出食物误认为是拒绝吃,于是没有耐心继续尝试,造成进食次数少。

2. "6—8月龄婴儿进食次数过多或者不足"的日常解决办法

这一时期的婴儿辅食喂养,要求家长和照护人员细心观察每个婴儿的进食情况,制定个性化的辅食食谱和喂养安排,并根据婴儿的变化定期(比如每周)调整。

(四) 9—11月龄婴儿的短暂的食欲下降

1. "9—11月龄婴儿的短暂的食欲下降"的原因

这个时期伴随着辅食在食物中提供的营养比例增加,其重要性日益显见,挑食的问题也日渐增加。同时,这个时期婴儿常出现短暂的食欲下降(似乎有点厌食),进食量和进食频次相应都会降低,一般会持续一星期或者半个月,但是不用担心,因为身体会自行缓解,通常不影响生长发育。

2. "9—11月龄婴儿的短暂的食欲下降"的日常解决办法

面对该问题,家长和照护人员需要保持愉快、耐心,同时根据观察婴儿的情况来提供婴儿喜欢吃的食物,保持食物多样化,切不可焦急或强迫进食。

(五) 1—3岁幼儿不规律进食问题

1. "1—3岁幼儿不规律进食问题"的原因

1岁之后的儿童能够吃软烂的家庭食物,吃饭基本与成人保持一致。每日三餐两点,每餐大约3/4碗(250 ml)。除生病或身体不适的情况外,影响1—3岁幼儿不规律进食的常见原因是进餐间隔短、高糖零食或饮料对口味的干扰需要全面仔细查找原因。

2. "1—3岁幼儿不规律进食问题"的日常解决办法

这个时期的家长和照护人员需要细心观察,温柔引导。

三、0—3岁婴幼儿喂养方式的改善方法

婴幼儿喂养问题是多方面的,除了前面提到的"食物种类"与"进食频次和进食量"的情况,排除疾病原因,辅食添加过程遇到的很多喂养困难还与家长和照护人员"喂养方式"的不当有很大关系,比如进食环境嘈杂、忽略婴幼儿的进食信号、安排进食间隔时间不合理、存在焦虑情绪和强迫进食行为、玩着喂或者追着喂婴幼儿的现象等。其实,喂养不仅仅是让婴幼

儿通过吃食物获得营养,还需要通过积极的喂养方式实现家长或照护人员和婴幼儿之间的行为及信息互动,这样的喂养方式不仅可以帮助婴幼儿了解食物、熟悉家庭,还可以促进其语言、认知、情感和社会性等多方面的发展。

(一) 0—3岁婴幼儿喂养方式的分类

一般而言,0—3岁婴幼儿喂养方式可以分为以下三类。

第一类:由家长或照护人员主导进食。即成人决定婴幼儿进食的时间、进食方式、食物的种类和进食量。这种喂养方式容易发生强迫喂养。

第二类:由孩子主导进食。与第一类相同的地方是,依旧由成人准备食物、安排进食时间,但是成人不主动喂食孩子,而是相信孩子饿了自然会主动吃,同时也认为孩子停止吃东西时,就说明他们已经吃的足够了。这种喂养方式容易发生进食不足。

第三类:由家长或照护人员协助婴幼儿进食。即成人对孩子的进食信号做出反应,并加以鼓励和表扬。这种方式被称为积极的喂养方式,对成人的要求较高,不仅需要熟悉婴幼儿个体,了解婴幼儿进食能力,还做到耐心引导。

我们推荐第三类喂养方式,即积极的喂养方式。该方式顺应了婴幼儿特点,符合顺应喂养与回应性照护的要求。第一类和第二类喂养方式中的成人从婴幼儿的角度考虑思考得较少,可能会使婴幼儿在之后出现一些喂养问题。

那么,具体可以如何改善喂养方式呢?一方面可以改善进食环境,关注婴幼儿进食环境中的影响因素,比如就坐方式、餐桌、餐具、共同进餐者和协助进餐者的言语行为,以及周围环境的声音和影像。另一方面可以从照护人员的喂养行为方面分析原因,寻求改变。

(二) 如何改善0—3岁婴幼儿的进食环境

积极的进食环境,会给予婴幼儿充分的空间来尝试食物的味道和口感,激发婴幼儿对食物的兴趣,同时也有利于婴幼儿通过观察和模仿大人,学习并锻炼咀嚼和吞咽食物、用手抓取食物送进嘴里、使用勺子和杯子吃喝等进食行为。家长和照护人员可以考虑从以下几个方面改善婴幼儿的进餐环境。

1. 婴幼儿的进餐姿势

有些成人期望婴幼儿能够独自完成吃饭,并希望孩子自己稳稳地坐着、安安静静地吃饭。但其实,6个月的婴儿只能短暂地独自坐一小会儿,不能长时间伸直腰背。即使1岁幼儿可以自己坐着吃饭,也需要家人或者照护人员的陪伴和辅助。

那么,什么样的进餐姿势对婴幼儿来说是合适的呢?其实,婴幼儿的进餐姿势没有固定选项,以孩子喜欢、能坐得较为稳当、方便拿取食物进食为准,可以坐在大人腿上、坐在地上或者坐在高脚餐椅上、独自坐在小板凳。家长或家长或照护人员可以给儿童准备专属高脚餐椅,它一方面可以固定孩子不乱跑,另一方面也方便清理食物残渣,这也是目前比较常见的做法。使用餐椅时,需要留意宝宝不要远离家庭的餐桌,可以把宝宝餐椅摆放在家庭的餐桌旁,方便进餐时孩子和家人间的互动。有些孩子喜欢坐在家人怀里吃饭,这样的方式也很好,便于婴幼儿在进食过程中与家人密切地互动。

不论坐餐椅或者大人抱,应满足婴幼儿的意愿,以其愿意进食为目的,不必拘泥必须坐餐椅、大人抱或者独自坐。不过,坐在大人怀里吃饭的要求在家庭中容易满足,在照护机构较难做到,往往受限于人员不足。

2. 婴幼儿专用的餐具

一般来讲,婴幼儿的餐具要求安全、适合使用,还要考虑儿童自己是否喜爱。为每个孩子准备自己专用的餐具,不仅可以培养孩子进餐的仪式感,还能促进其养成规律进餐的良好行为习惯。

此外,婴幼儿可能对成人的餐具感兴趣并试图抢过来使用。遇到这种情况不要担心,在成人密切陪伴下,可以鼓励孩子尝试成人餐具,但同时需要注意避免误伤彼此。

3. 进食氛围

其乐融融的进食氛围,有利于婴幼儿学习进食行为,模仿其他人尝试食物。尤其对于喂养困难的婴幼儿,可以着重考虑改善进餐氛围。

进餐前,提前清除进餐环境中的干扰因素,比如拿开玩具,关闭电视、音响、手机等,因为婴幼儿的注意力容易分散。进餐时,鼓励婴幼儿与父母、兄弟姐妹以及祖父母同桌吃饭,由其中一名家长照顾婴幼儿。进餐中,谈论轻松的话题,避免争吵、训斥。婴幼儿进餐中可能丢洒食物,同桌进餐者应保持宽容和耐心,帮助清理,而不要责备孩子。如果发现孩子已经吃饱,对食物不感兴趣而扔餐具、扔食物,应及时将食物拿离桌面、带孩子离开餐桌。

(三) 如何改善照护人员的喂养行为

积极的喂养方式中,成人会尊重婴幼儿的进食信号,逐步调整婴幼儿的进餐时间、进餐量,逐渐配合家人的进餐时间,做到每日三餐两点,并使婴幼儿在一个愉快的氛围中进食。

其实,不管照护人员与婴幼儿有无血缘关系,对待低龄孩子都需要有意识地保持如父母一般的耐心、投入情感,避免把照顾婴幼儿吃饭作为一项必须完成的工作。遇到喂养困难的婴幼儿,家长或照护人员应经常检视自己的言行并逐步改进喂养方式。具体而言,可以定期回看婴幼儿进餐过程的录像,并从以下几个方面进行评价和改进。

1. 是否与婴幼儿有良好的交流、互动

家长或照护人员在辅助婴幼儿进餐的过程中,需要通过眼神、言语和动作与孩子保持交流和互动，缓慢和耐心地给予鼓励，但不强迫进食。可以有意识地运用以下积极喂养技术。

用微笑的神态、关切的眼神以及鼓励的言语来对孩子做出积极的反应和互动；喂养要缓慢和有耐心，情绪要良好；搭配不同的食物，使食物的味道和口感多样，以此来鼓励孩子进食；当孩子停止进食时，要等待，待孩子用眼神渴望地看着食物或者伸手去抓食物的时候，再次给予食物；对于 8 月龄及以上的小孩，给予可以用手抓的食物，以便孩子能自己吃；如果孩子很容易分心，尽量减少进食期间外界环境的干扰；孩子吃饭时，照护者需要和孩子待在一起并且要专心，使孩子有安全感，并感觉自己被重视。

2. 是否合理估计了婴幼儿的进食量

随着婴幼儿月龄的增长，每餐和每天的进食量都在增长，且进食量变化较大。但是具体一餐吃多少并不能准确预计，而且存在一定的食物丢洒浪费。因此，为了保证孩子吃饱，家长或照护人员以及照护机构需要理解和考虑这一特点，制定合理的食物预算和管理制度，准备的食物量往往应大于实际进食量。

此外，家长或照护人员需要尊重婴幼儿的进食信号，避免出于不浪费食物的考虑强迫孩子吃饱之后继续进食。强迫进食会引起婴幼儿的反感，从而拒绝进食，引发喂养问题。

3. 是否灵活调整了婴幼儿的进食时间

婴幼儿喂养要选择在儿童清醒和愉快的状态进行，如果儿童困乏或者饿得太过以及心烦意乱，就不会好好吃东西。在安排婴幼儿进餐时间时，需要考虑孩子的日常起居，逐步引导建立规律。孩子的年龄越小，越有可能在进餐过程遇到突发情况，比如忽然要排便、情绪不佳或困倦想睡觉。所以，照护安排要保留一定的灵活度，应对各种突发情况。可以准备半成品食物，配备冰箱和微波炉等设备，以便于婴幼儿在计划外的时间里饿了，照护者能够快速准备好食物。

需要提醒的是，不应该哄孩子吃饭，对于没有进食愿望的孩子，用哄的方法虽然能够让孩子短暂地吃进一些食物，但是这种方式破坏了食欲引导进食的关系，而且需要家长或照护人员在日后不断增加哄的刺激强度才能让孩子进食，容易造成进食的恶性循环。

参考文献

［1］中国营养学会.中国居民膳食指南[M].北京：人民卫生出版社,2016.

［2］贺永琴,蒋一方,徐燕.0—3 岁婴幼儿营养与喂养[M].上海：复旦大学出版社,2011.

［3］霍军生,孙静,高洁.幼儿喂养手册[M].北京：中国人口出版社,2017.

［4］刘苹，朱颖，郭晓斌. 婴幼儿和儿童少年膳食指南［M］.北京：中国医药科技出版社，2019.

［5］周忠蜀，菅波. 婴幼儿辅食添加与营养配餐全方案［M］.北京：中国轻工业出版社，2018.

［6］陈禹. 四季蔬果膳食指南［M］.北京：科学出版社，2015.

［7］中华人民共和国国家卫生健康委员会. 婴幼儿辅食添加营养指南［EB/OL］.［2020-05-06］. http：//www. nhc. gov. cn/wjw/yingyang/202005/69faa104f dda4df18e51b5c117830488/files/46a89078c082422b93eb475c268ac0b9. pdf.

［8］Reginald C. Tsang. 婴儿营养原理与实践［M］.李廷玉，译. 北京：人民卫生出版社，2009.

［9］Ronald E. Kleinman. 儿童营养学(第 7 版)［M］.申昆玲，译. 北京：人民军医出版社，2015.

［10］杨月欣，葛可佑. 中国营养科学全书(第二版)［M］.北京：人民卫生出版社，2019.

［11］任钰雯，高海凤. 母乳喂养理论与实践［M］.北京：人民卫生出版社，2018.

［12］中华人民共和国中央人民政府国务院办公厅. 国务院办公厅关于促进 3 岁以下婴幼儿照护服务发展的指导意见［EB/OL］.［2019-05-09］. http：//www. gov. cn/zhengce/content/2019-05/09/content_5389983. htm.

［13］人民网. 我国 6 个月内婴儿纯母乳喂养率不到三成［EB/OL］.［2019-03-01］. http：//health. people. com. cn/n1/2019/0301/c14739-30951800. html.

［14］世界卫生组织与联合国粮农组织. 安全制备、贮存和操作婴儿配方指导原则［M］.日内瓦：世界卫生出版物，2007.

［15］中华人民共和国人力资源和社会保障部. 育婴员国家职业技能标准 2019 版［S］.北京：中华人民共和国人力资源和社会保障部，2019.

［16］兰贯虹. 育婴员实训教程［M］.北京：海洋出版社，2019.

［17］WHO. Implementation guidance: protecting, promoting and supporting breastfeeding in facilities providing maternity and newborn services: the revised Baby-friendly hospital initiative 2018 ［M］. Geneva: World Health Organization, 2018.

［18］WHO. Infant and Young Child Feeding: Model chapter for textbooks for medical students and allied health professionals ［M］. Geneva: World health organization, 2009.

［19］刘克玲.儿童疾病综合管理［M］.北京：人民卫生出版社,2001.

［20］张霆,常素英.婴幼儿喂养咨询——基层卫生人员培训教程与实践指导［M］.北京：人民卫生出版社,2021.

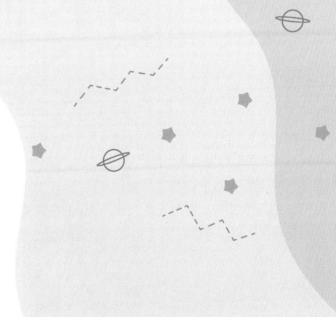

第四章

0—3岁婴幼儿营养状况评估分析及喂养指导

【学习目标】

1. 了解不同月龄婴幼儿身高（长）及体重的测定方法及注意事项。

2. 了解利用不同工具评价婴幼儿生长发育状况。

3. 了解辅食调查问卷的填写注意事项及问卷结果处理方法。

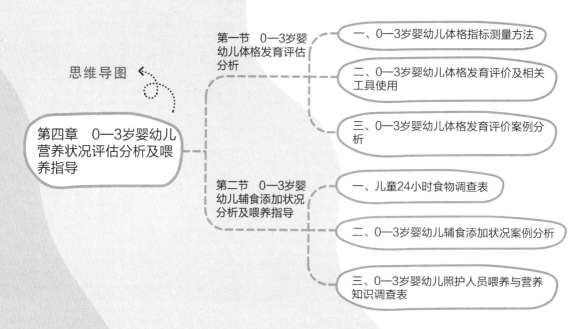

思维导图

第四章 0—3岁婴幼儿营养状况评估分析及喂养指导

第一节 0—3岁婴幼儿体格发育评估分析

一、0—3岁婴幼儿体格指标测量方法

二、0—3岁婴幼儿体格发育评价及相关工具使用

三、0—3岁婴幼儿体格发育评价案例分析

第二节 0—3岁婴幼儿辅食添加状况分析及喂养指导

一、儿童24小时食物调查表

二、0—3岁婴幼儿辅食添加状况案例分析

三、0—3岁婴幼儿照护人员喂养与营养知识调查表

　　身高（长）、体重是反映婴幼儿生长发育状况的常见指标，其测量方法简便、易操作，通过测定结果并结合月龄的分析可以判定其生长发育状况。同时，通过辅食调查和喂养知识调查可以评估婴幼儿辅食质量和照护人员对喂养知识的掌握情况，进而了解其营养摄入状况。目前，各地妇幼保健机构均可以对婴幼儿提供定期的免费体检服务，主要包括体格发育监测、辅食喂养知识指导等，照养人可充分利用当地免费医疗资源掌握婴幼儿营养与喂养的相关知识与技巧。

　　本章将介绍与营养状况相关的常见指标的测定方法与评价方法。

第一节　0—3岁婴幼儿体格发育评估分析

一、0—3岁婴幼儿体格指标测量方法

身高(长)和体重是反映婴幼儿营养状况的常见指标,可以表明婴幼儿的生长发育水平,也可以帮助我们判定其营养状况。

(一) 0—3岁婴幼儿的身高(长)测量方法

身高(长)是正确评估身体发育特征和评价生长速度的依据之一,也是机体生长长度的重要指标。身高(长)代表头、脊柱和下肢长的总和。2岁以下孩子卧位(即躺着)测量得到的数据,称为**身长**;2岁以上孩子站着测量得到的数据,称为**身高**。

关于身高(长)的测量频率,1岁前每3个月测一次,1到3岁每半年测一次即可。

1. 测量2岁以下婴幼儿身长

测量工具:婴幼儿身长体重测量仪(见图4-1)。

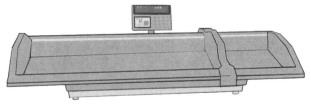

图4-1①　婴幼儿身长体重测量仪

测量步骤:

第一步:调节室内温度不低于25℃,准备好记录本,做好人员分工。

第二步:开启仪器进行自动校准。

---

① 该图由康乐提供。

第三步：使婴幼儿仰卧于量板中央,助手固定婴幼儿头部使其接触头板,并伸直双腿避免膝盖弯曲(见图4-2),保证婴幼儿面部朝上,两耳在一水平面上,两侧耳廓上缘与上眼眶下缘的连线与量板垂直(见图4-3)。

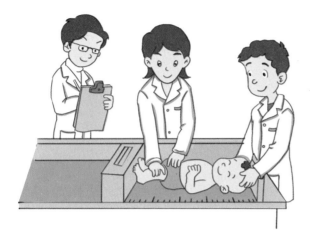 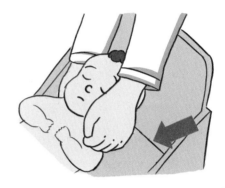

图4-2 婴幼儿身长测量示意图① 　　图4-3 婴幼儿身长测量注意事项②

第四步：测量者位于婴幼儿右侧,在确定婴幼儿仰卧于量板中央后,将左手轻按婴幼儿膝部,使之并拢伸直,右手滑动滑板使之紧贴婴幼儿足跟,当两侧标尺读数一致时读取滑板内侧数值,注意按照精度要求读数至小数点后一位(0.1 cm)。

第五步：如此重复两次,记录其平均值至小数点后一位。

注意事项及要求：

(1) 由2名及以上接受过相关操作培训、掌握操作步骤的人员共同完成测量,可以由2人测量、1人记录。如果人员不够可以减少,但需保证按照测量步骤进行。

(2) 在独立的房间内完成。

(3) 保证体检室内温度不低于25℃,如果实际操作环境无法保证该温度,可通过空调、电暖气等调整室温。

(4) 测量时使婴幼儿脱去帽子、鞋、袜及厚衣裤。一般要求必须脱掉鞋子,如果不脱,则需单独测量鞋底厚度,并将结果减去鞋厚度。

(5) 如遇婴幼儿哭闹等不配合状况,可由家长或陪同人员进行安抚或转移注意力,待情绪稳定后再进行测量。

(6) 测量在婴幼儿进食1小时后进行,且应排空大小便。

---

① 该图由康乐提供。
② 该图由康乐提供。

2. 测量 2 岁及以上儿童身高

测量工具: 身高计(见图 4-4)。

测量步骤:

第一步:准备好记录本,做好人员分工。

第二步:后脑勺、双肩、臀及足跟部应紧靠身高计或墙壁(体位见图 4-4 及 4-5 标识,红色箭头标注的位置需紧靠测量设备)。

第三步:儿童需直立、双眼目视前方,两侧耳廓上缘与眼眶下缘连成一水平线,胸部挺起,腹部微收,两臂自然下垂,手心贴腿,脚跟靠拢,脚尖分开约 60 度。

第四步:测量者需手扶住滑板使其轻轻向下滑动,直至滑板与头顶恰好相触开始读数,注意按照精度要求读数至小数点后一位(0.1 cm)。

第五步:如此重复两次,记录其平均值至小数点后一位。

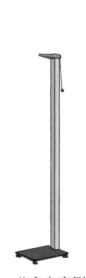

图 4-4　儿童身高测量工具

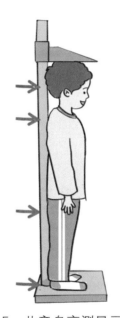

图 4-5　儿童身高测量示意图①

注意事项及要求:

(1)由 2 名接受过相关操作培训、掌握操作步骤的人员共同完成测量,可以由 1 人测量、1 人记录,也可以由 1 人同时进行测量与记录,但需保证按照测量步骤进行。

(2)测量时使儿童脱去帽子、鞋、袜及厚衣裤。

(3)测量者需读取滑板底面所示的数字。

---

① 图 4-4、4-5 由康乐提供。

（4）读数时眼睛需要与滑板在同一水平。

（二）0—3岁婴幼儿的体重测量方法

体重能在一定程度上反映婴幼儿的骨骼、肌肉、皮下脂肪和内脏重量增长的综合状况，且是营养评价中最易获得又极为重要的反映儿童生长与营养状况的指标之一。婴幼儿体重不足、增长缓慢、停滞则暗示机体营养不良或存在慢性疾病。体重增长较快且超出一般生长规律时，需要检查是否存在内分泌问题或着是否喂养过度导致肥胖。

测量新生儿出生至1月龄的体重可使用婴儿磅秤，最大载重量5千克，测量读数时可精确到10克。也可用婴幼儿身高体重测量仪、特制的杆式中国秤或落地式体重秤，婴幼儿身高体重测量仪的最大载重量5千克，测量读数时可以精确到25克。1个月至7岁儿童可以用杠杆式体重秤，最大载重量50千克。对于测量工具的选择没有标准，只要符合工具的量程范围就可以。

关于测量频率，1岁前每3个月测一次身长，1到3岁半年测一次即可。

测量工具：婴幼儿身长体重测量仪。

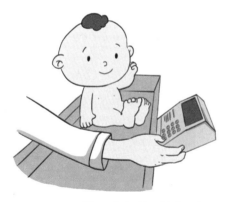

图4-6 使用身长体重测量仪测量婴幼儿体重①

测量步骤：

第一步：将仪器（见图4-6）放在水平地面上，使用前要矫正至零点。

第二步：脱去婴幼儿的鞋、袜、帽子和外衣，仅穿背心和短裤，去尿布。

第三步：使婴幼儿仰卧或坐于体重秤上后，四肢不得与其它物体接触，其他人也不得触碰体重秤。

第四步：待婴幼儿安静时读取体重数值，单位为千克，按照精度要求记录至小数点后两位。测量数值减去测量时所穿的常见衣物重量（见图4-7）即为婴幼儿体重。

第五步：测量完成后给婴幼儿穿好衣物。

注意事项及要求：

（1）须保证体检室内温度不低于25℃，尤其是冬天，以防测量时儿童着凉。如果实际操作环境无法保证该温度，可通过空调、电暖气等调节室温。

（2）体重测量前，被测婴幼儿宜空腹，应先排空大小便。

---

① 该图由康乐提供。

（3）称重时要注意照顾婴幼儿情绪，如遇哭闹不安等需由陪护人员进行安抚。称重时注意防止婴幼儿翻滚或跌落称重设备。

（4）测量前，秤应校正至"零"，记录时以千克为单位，记录至小数点后两位。

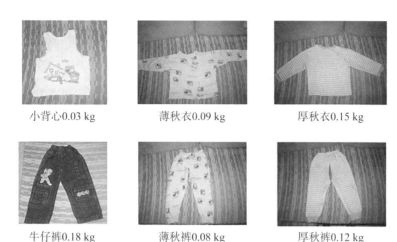

小背心0.03 kg　　　薄秋衣0.09 kg　　　厚秋衣0.15 kg

牛仔裤0.18 kg　　　薄秋裤0.08 kg　　　厚秋裤0.12 kg

图4-7　常见婴幼儿衣物重量(参考值)①

二、0—3岁婴幼儿体格发育评价及相关工具使用

利用上述测量方法获得身高（长）和体重数据后，可以通过下文介绍的生长发育图法和Anthro软件法进一步了解婴幼儿的体格发育水平，以评估婴幼儿的生长发育情况。

（一）生长发育图法

（1）工具介绍

生长发育图法是用个人的测量结果对应生长发育曲线的坐标，通过坐标位置判断其生长发育处于人群中何种什么水平的一种体格发育评估方法。该方法操作简单，结果直观，不受电脑等工具的使用限制，适合医疗机构的专业人员使用，也适合家庭中照养人自行操作。定期记录婴幼儿的生长发育情况，绘制成生长发育曲线，可直观展示婴幼儿长期以来的生长发育情况变化，可在婴幼儿进行定期体检时向医护人员提供更多的参考信息。

生长发育曲线是通过监测众多正常婴幼儿发育过程后描绘出来的，整个曲线图由若干条连续曲线组成（参见图4-8、4-9），可通过世界卫生组织官网获得。根据性别、年龄、身高、体重等因素，共有20张生长曲线图，其中女童年龄-身高（长）图5张、女童年龄-体重图5

① 该图片由王丽娟提供。

张、男童年龄-身高(长)图 5 张、男童年龄-体重图 5 张。每张图中横轴代表年龄,纵轴代表体重/身高(长)值。以图 4-8 为例,图中有 5 条曲线,该曲线最下面的一条曲线为 3rd,代表第 3 百分位,其余依次为第 15 百分位、第 50 百分位、第 85 百分位和第 97 百分位。对于百分位的理解,可以想象 100 个孩子按照身高或体重由低到高排队,排在第三的就是第 3 百分位,排在第 50 的,就是第 50 百分位。因此一个儿童的测试结果如果处于最下面的一条曲线,则表示该儿童的发展水平高于 3% 的儿童,但是低于 97% 的儿童,以此类推。

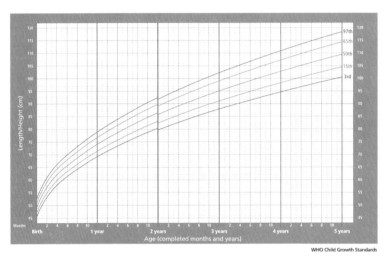

图 4-8 0—5 岁女孩身高(长)生长发育图[①]

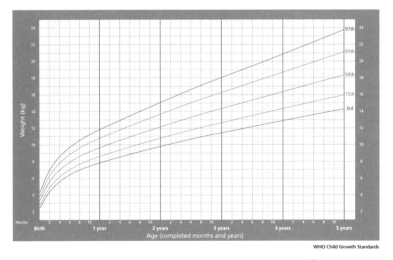

图 4-9 0—5 岁男孩体重生长发育图[①]

[①] 图 4-8、4-9 可通过世界卫生组织官网获得:https://www.who.int/childgrowth/standards/zh/。

（2）使用方法

第一，先根据婴幼儿的性别、月龄及记录内容选择相应的曲线图。

第二，依据其月龄在横轴找到对应的点，根据其身高或者体重的测量值在纵轴找到相应的点，利用两点确定坐标，该坐标即为本次体格检查需要记录的结果。

第三，生长发育图需要通过连续记录来评估婴幼儿的生长发育。因此，同一婴幼儿应保证在同一张图上不间断记录，每次记录描绘一个坐标点，然后将坐标点依次连接，以绘制其个人的生长发育曲线，通过曲线的位置与走势可以评估其长期以来的营养状况。

（3）结果解读

一般生长指标在上下曲线之间（3rd—97th）都属正常，接近中间曲线则为中等水平。要提醒家长或照护人员的是，不要光从"点"上判断孩子的生长情况，而应该动态观察其发育水平，数据要有连续性。1岁前，每3个月测一次身高、体重；1到3岁，每半年测一次；3到7岁，半年到一年测一次，然后在发育图上用笔找到相应坐标描点，将每次的数值连成一条曲线，来关注孩子身体发育的动态变化。如果孩子生长发育曲线的走向与参考曲线一致，说明生长良好，如果曲线增长放缓或者逐渐偏离参考曲线，甚至出现相反方向，则需要及时分析原因或寻求专业指导。

（二）体格发育评价—Anthro软件法

（1）工具介绍

Anthro软件是由世界卫生组织提供的针对0—60月龄（5岁）婴幼儿进行生长发育评价和监测的软件。该软件一共包括三个模块"人体测量计算器"、"个体评估"及"营养调查"。Anthro软件评估方法需要借助电脑进行，适合用于医疗机构专业人员对婴幼儿个体进行生长发育水平的诊断。该方法评估结果相对较为复杂，建议由专业人员分析后向照养人进行结果解读。

（2）使用方法

首先，进入网址 http://www.who.int/childgrowth/software/en/，找到下载路径提示，下载 Anthro 软件，并在 Windows 系统下进行安装。安装成功后，打开软件界面如右（见图4-10）：

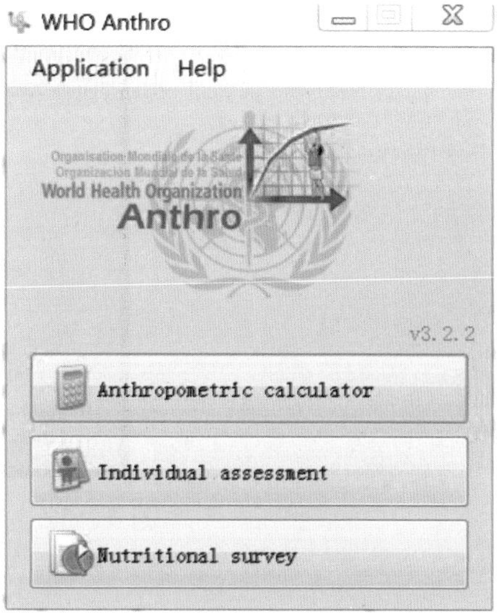

图4-10　Anthro软件进入界面[①]

---

① 该图由王鸥提供。

点击 Application(应用)→Setting(设置),将 Language(语言)的选项改为"中文(简体)"并 Save(保存)(见图4-11)。

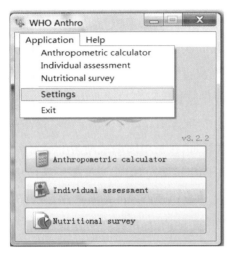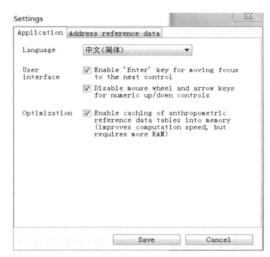

图4-11 Anthro软件语言设置界面[①]

重启系统后,则可以进入该软件的中文版本(见图4-12)。由于"营养调查"模块需按照特定模式进行数据格式调整,并常用于大批量调查,不适合本书使用者进行小范围调查使用,所以本节将重点介绍"人体测量计算器"和"个体评估"模块。

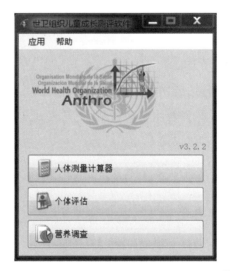

图4-12 Anthro软件中文版本界面[②]

---

① 该图由王鸥提供。
② 该图由王鸥提供。

1)"人体测量计算器"模块

Anthro软件中的"人体测量计算器"模块界面如图4-13所示,该模块可以结合被调查婴幼儿的单次身高(长)和体重以及月龄,按照软件中内置的世界卫生组织生长发育评估标准评价其生长发育状况。

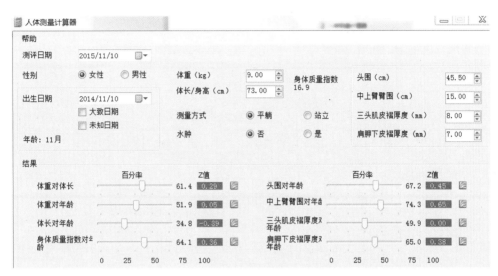

图4-13 人体测量计算器模块操作界面[①]

具体操作步骤如下:

第一步:在如图4-13的界面中输入孩子的性别、出生日期以及进行测量的日期。如果不知道准确的出生日期,则需要在下边勾选大致日期。由于评估标准按照月龄段划分,所以日期前后稍有出入并不会影响测评结果。

第二步:填写被测量者的体重、身高(长)数值,进行评估。

评估的结果会直接在界面的下部显示出来,即"结果"部分。

2)"个体评估"模块

相比"人体测量计算器"模块,Anthro软件中的"个体评估"模块可以把每次测评的数据记录下来,从而反映婴幼儿在一段时间内的生长发育状况。

打开"个体评估"模块后,会看到这样的界面,如图4-14所示。

---

① 该图由王鸥提供。

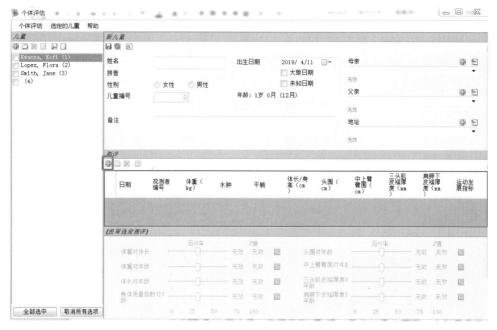

图4-14 "个体评估"模块操作界面[①]

点击图4-14左侧区域上部绿色的 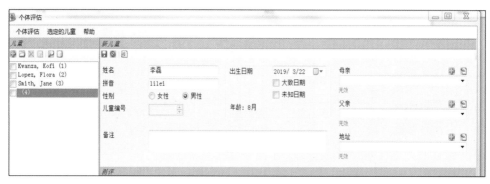 键，就可以弹出如图4-15的界面，建立个人的基本信息：姓名、出生日期和性别。如果不知道准确的出生日期，则需要在下边勾选大致日期。由于评估标准按照月龄段划分，所以日期前后稍有出入不会影响测评结果。

图4-15 "个体评估"模块基本信息建立界面[②]

点击图4-14右侧区域中部"测评"一栏下方的绿色 键（见图红框），会弹出如图4-16的界面，可以通过该界面填写已建立基本信息的孩子的测评日期、体重、身高（长）数值，

---

① 该图由王鸥提供。
② 该图由王鸥提供。

以及其它的信息。如果孩子小于 24 个月龄(2 岁),"测量方式"应选择平躺。记录完成后点击"保存"。

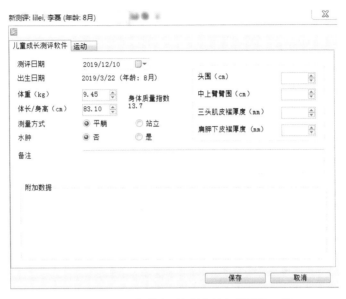

图 4-16 "个体评估"模块测评界面[1]

点击已经保存的这条数据可以在下面看到这条测评数据的测评结果(见图 4-17)。根据需要定期点击图 4-17 界面中部"测评"左侧的绿色 ➕ 键,为孩子定期多次记录测评结果。

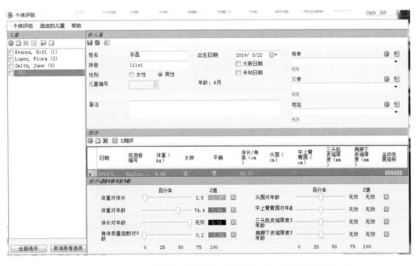

图 4-17 "个体评估"模块测评结果显示界面[2]

---

① 该图由王鸥提供。
② 该图由王鸥提供。

如图 4-18 中,该儿童有 8 次测评记录。点击测评一栏下方的任一条记录,可显示当次测评的结果。

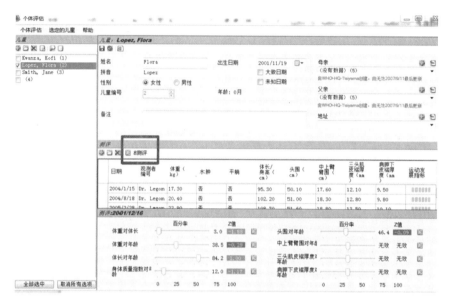

图 4-18 "个体评估"模块多次测评结果记录显示界面[1]

(3) 结果解读

根据 Anthro 软件中的 Z 评分指标可以对生长发育状况进行评价。Z 值中显示的不同颜色提示不同的发育状况,见下表 4-1 及 4-2。

表 4-1 Z 评分测评结果中不同颜色的含义

颜色	对应 Z 值范围	含义描述
绿色	$-1SD \leqslant Z \leqslant +1SD$	正常
黄色	$-2SD \leqslant Z \leqslant -1SD$,或者 $+1SD \leqslant Z \leqslant +2SD$	Z 为负值略偏低,Z 为正值略偏高
红色	$-3SD \leqslant Z \leqslant -2SD$,或者 $+2SD \leqslant Z \leqslant +3SD$	Z 为负值偏低,Z 为正值偏高
黑色	$Z < -3SD$,或者 $Z > +3SD$	Z 为负值严重低,Z 为正值严重高

---

① 该图由王鸥提供。

表4-2　5岁以下儿童生长状况判定的Z评分界值

Z评分	年龄比体重Z评分	年龄比身高(长)Z评分	身高(长)比体重Z评分
>3 SD	—	—	肥胖
>2 SD	—	—	超重
<-2 SD	低体重	生长迟缓	消瘦
<-3 SD	重度低体重	重度生长迟缓	重度消瘦

年龄比体重Z值显示为红色或黑色,提示孩子存在低体重或重度低体重。

年龄比身高Z值显示为红色或黑色,提示孩子存在生长迟缓或重度生长迟缓。

身高(长)比体重Z值显示为红色或者黑色,应注意观察是否是由于身高过高或者过低造成的。如果不是,且数值为负,则提示孩子存在营养不良,需由专业人员进行进一步分析与检查,如果数值为正,则提示孩子存在超重或者肥胖,则需要控制体重。

这些情况均应结合饮食情况及进一步的体检结果由专业人士进行深入分析。

三、0—3岁婴幼儿体格发育评价案例分析

(一)案例描述

1. 案例1【6月龄之前】

A女士在2019年6月怀孕,于2020年3月15日上午9时在北京某三甲医院生下一健康的7斤重的男婴,取名小A。小A在A女士及其家人的悉心照料下茁壮成长,到2020年6月16日9时,小A进行的都是纯母乳喂养,体重为6.4kg,身长为61.4cm。小A于2020年6月16日进行体检。

2. 案例2【6—8月龄】

B女士在2016年3月怀孕,于2017年1月1日上午12时在北京某私人医院产科生下一5.5斤重的男婴,取名小B。小B在母乳期的喝奶量很少,到2017年8月31日12时,小B的体重为8kg,身长为65.8cm。到目前为止,小B应该实行非母乳喂养,即添加辅食,但小B的唯一食物来源仍然是母乳,并未进食过其他任何食物。小B于2017年8月31日进行体检。

3. 案例3【9—11月龄】

C女士在2013年10月怀孕,于2014年8月27日下午14时在北京某公立医院妇产科生下一健康的7斤重的男婴,取名小C。小C在C女士及其家人的悉心照料下成长,到2015年6月10日14时,C女士对小C进行了母乳喂养+辅食添加喂养,小C的体重为6.95kg,身长为72cm。在喂养过程中,小C的家长会将谷物、豆制品、肉泥、深色蔬菜、鸡蛋等混合喂

养小 C，但是每天仅喂食 1 次。小 C 于 2015 年 6 月 10 日进行体检。

4. 案例4【12—23 月龄】

D 女士在 2015 年 10 月怀孕，于 2016 年 8 月 13 日下午 18 时在上海某三甲医院妇产科生下一健康的 5.5 斤重的女婴，取名小 D。小 D 在成长中进食量较大，尤其偏爱面包、饼干制品，会主动索要各种小零食。到 2017 年 9 月 26 日 18 时，D 女士给小 D 的食物主要为谷物类主食，另外，每天还会额外冲调婴幼儿配方奶粉给食，小 D 的体重为 13.2 kg，身长为 74 cm。小 D 于 2017 年 9 月 26 日进行体检。

5. 案例5【24 月龄之后】

E 女士在 2014 年 10 月怀孕，于 2015 年 8 月 20 日晚上 22 时在上海某私立医院妇产科生下一健康的 8.5 斤重的女婴，取名小 E。E 女士及其家人每三个月会对小 E 的身高体重进行测量，并且认真记录，对小 E 的辅食添加也格外上心，每顿饭对食材（谷、豆、蛋及蔬菜水果等）都精心搭配并制作。到 2017 年 7 月 26 日 22 时，E 女士对小 E 一直进行非母乳喂养，每天精心搭配深色蔬菜、香蕉、红心薯类以及豆制品等，并每天额外添加适量的配方奶粉。小 E 的体重为 10.9 kg，身长为 79.9 cm，于 2017 年 7 月 26 日进行体检。

(二) 案例评价

开篇案例描述中列举了 5 名婴幼儿的基本信息，下面我们利用 Anthro 软件或生长发育图法对其生长发育情况进行分析与解读。

1. 小 A 的生长发育情况评价

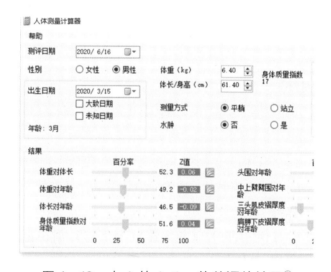

图 4-19　小 A 的 Anthro 软件评估结果[1]

---

[1] 该图由王鸥提供。

利用 Anthro 软件评估发现,小 A 的 Z 值评价结果均为绿色,说明其身长与体重均在该月龄正常范围内,整体生长发育状况良好。

2. 小 B 的生长发育情况评价

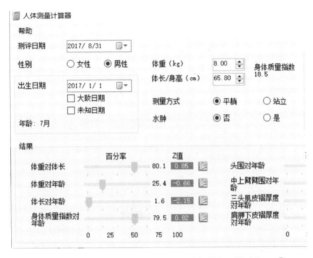

图 4-20　小 B 的 Anthro 软件评估结果[1]

利用 Anthro 软件评估发现,小 B 的体长对年龄 Z 值(即年龄比身高(长)Z 评分)为 -2.15,评价结果为红色,说明其在该年龄下身长偏短,存在生长迟缓的问题。

3. 小 C 的生长发育情况评价

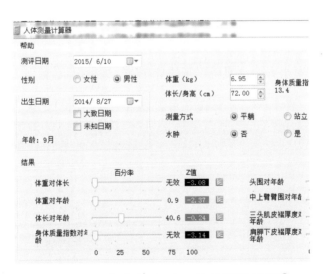

图 4-21　小 C 的 Anthro 软件评估结果[2]

① 该图由王鸥提供。
② 该图由王鸥提供。

利用 Anthro 软件评估发现,小 C 的体重对体长 Z 值(即身高(长)比体重 Z 评分)为 − 3.08,体重对年龄 Z 值(即年龄比体重 Z 评分)为−2.37,评价结果可判定为同时存在重度消瘦与低体重的问题,生长发育情况低于正常水平,需及时咨询专业儿童保健医生并结合其饮食情况找出并解决日常喂养中存在的问题。

4. 小 D 的生长发育情况评价

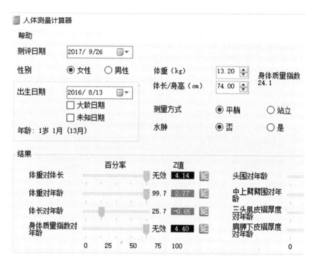

图 4 - 22 小 D 的 Anthro 软件评估结果[①]

利用 Anthro 软件评估发现,小 D 的体重对体长 Z 值(即身高(长)比体重 Z 评分)为 4.14,可判定为肥胖,需及时咨询专业儿童保健医生并结合其饮食情况找出并解决日常喂养存在的问题。

5. 小 E 的生长发育情况评价

利用生长发育图对小 E 自 3 月龄以来的身高(长)进行记录(见表 4 - 3),截止到小 E 24

表 4-3 小 E 自 3 月龄以来的身高(长)记录

月龄	身高(长)(单位:厘米)
3	55.8
6	61.5
9	65.6
12	69.2
18	75.2
24	80.3

---

① 该图由王鸥提供。

月龄为止,随后绘制身长曲线图(见图4-23)。图中可以发现,小E的身高(长)一直处在最下方的曲线附近,即第3百分位附近,表明其生长发育暂时在正常范围内,但应持续关注身高变化情况,一旦持续低于第3百分位曲线,则表明其存在生长发育迟缓的潜在风险,需要照护人员注意。

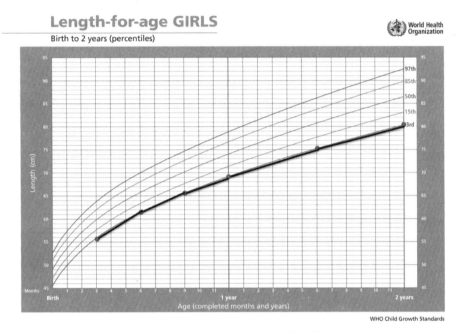

图4-23　小E的身长曲线图[①]

———————————

① 该图由王鸥提供。

第二节 0—3岁婴幼儿辅食添加状况分析及喂养指导

辅食不仅提供给婴幼儿所需的能量,还影响婴幼儿的吞咽、咀嚼等各方面能力的发展。本节将介绍"儿童24小时食物调查表"和"照养人喂养与营养知识调查表",调查者可以通过这两张调查表对婴幼儿的辅食质量进行评价,同时促进照护人员针对辅食质量进行改进。

一、儿童24小时食物调查表

表4-4是适用于对6月龄及以上婴幼儿进行辅食质量评估的问卷。该问卷根据世界卫生组织的婴幼儿辅食喂养相关文献资料整理而成,是国家相关婴幼儿营养改善项目针对辅食喂养部分一直沿用至今的调查问卷。调查者需让婴幼儿照护人员回顾并记录婴幼儿过去24小时内进食食物的情况,并按照下文的"结果分析"中的标准对问卷内容进行评估,以此来判断婴幼儿的辅食喂养情况是否符合世界卫生组织的要求,以及如不合格可以改进的方向。

表4-4 儿童24小时食物调查表

食物种类	是否吃过: 0.否;1.是;9.不清楚	吃了几次
1 母乳	—	—
2 配方奶粉	—	A
3 普通奶粉及鲜奶(牛奶、羊奶等)	—	B
4 白水、菜汤、米汤	—	—
5 糖水及其他含糖饮料(包括酸酸乳、爽歪歪等含乳饮料)	—	—
6 固体、半固体食物(辅食,如果添加过,逐项询问6.1—6.9,如果没添加辅食,填0,问卷结束)	—	C

食物种类	是否吃过: 0.否;1.是;9.不清楚	吃了几次
6.1 谷类(稠粥、面包、米饭、面条、饼干等)	—	—
6.2 白心薯类(土豆、木薯、山药等)	—	—
6.3 深色蔬菜水果和红心薯类(南瓜、胡萝卜、红薯、菠菜、芒果、木瓜、西红柿、桔子等)	—	—
6.4 其他蔬菜水果	—	—
6.5 肉(牛、猪、羊、鸡、鸭、鱼等肉及内脏)	—	—
6.6 蛋类(鸡、鸭、鹅、鹌鹑蛋等)	—	—
6.7 奶制品(酸奶、奶酪、奶干等)	—	—
6.8 豆及豆制品(如豆腐、豆浆、腐竹、豆皮等)	—	—
6.9 坚果(核桃、腰果、杏仁、瓜子、花生及其制品等)	—	—

(一) 填表说明

1. 照护人员需根据婴幼儿 24 小时内的进食情况进行回答。

2. 对于每一个问题,调查者需询问照护人员是否喂过婴幼儿,如果喂过,在"是否吃过"方框内填写 1,接着询问喂了几次,并将食用次数填写在对应的最后一列的方框内;如果没喂过填写 0,不清楚填写 9。

3. 第 6 题询问有没有吃过固体、半固体辅食,吃了几次,分别是什么。在询问时,如果吃过,在"是否吃过"一栏,填 1,随后询问吃了几次,填写在 C 处。继续询问所吃食物分别是什么,依次按照 6.1—6.9 的类别进行记录,吃过写 1,没吃过写 0,如果未添加任何其他食物,则在第 6 题处填 0。

(二) 结果分析

可以结合世界卫生组织婴幼儿辅食喂养相关标准,从辅食添加的时间、添加的食物种类、添加的食物频次这几个角度,对"儿童 24 小时食物调查表"结果进行分析,从而对婴幼儿的辅食质量进行评价和判定。

只要严格按照这些角度进行评价,就会很容易发现膳食是哪里不合格,照护人员随后针对不合格的方面进行改进即可,比如种类不合格就调整种类,频次不合格就调整进食次数。

1. 辅食添加的时间是否及时

如果婴幼儿在 6—8 月龄之间，且辅食添加了固体、半固体食物，即 6—8 月龄婴幼儿问卷中问题 6 的回答为"是"，则说明该婴幼儿辅食添加是及时的。

调查时如果发现婴幼儿辅食添加不及时，调查者应向照护人员普及辅食喂养的意义及重要性，并介绍辅食的适宜添加时间及方式。

2. 辅食添加的种类是否合格

6—23 月龄婴幼儿在过去 24 小时内辅食添加种类达到 4 种及以上则判定为辅食种类合格，表示该婴幼儿每天摄入的食物种类满足生长发育要求。

进行判断时，需要针对原始调查问卷进行一定的信息加工。

第一步：将问卷中 6.1—6.9 九个问题归纳合并为 7 类食物（详见第一册第三章第三节），即谷薯类（6.1 和 6.2）、深色蔬果类（6.3）、其他蔬果类（6.4）、肉类（6.5）、蛋类（6.6）、奶制品类（6.7）、豆类及坚果（6.8 和 6.9）。

第二步：对于奶制品类的判断，除了 6.7，还应结合问题 2 和 3，即这三个问题有其中之一曾经摄入，即可记为"是"。

进行上述信息加工后，计算婴幼儿在过去 24 小时内是否摄入过这 7 类食物中的 4 种或 4 种以上，如是，就可以认为是辅食添加种类合格。

此外，注意问卷中 6.1—6.9 应保持为 9 个问题，而不应为了判断方便合并问题。这样做的目的是方便调查者通过更为细致地分类来更好的了解婴幼儿进食辅食的情况，在其出现辅食种类不合格时，可以有针对性地提出辅食种类改善意见。例如，谷薯类没有进食，可以通过 6.1 和 6.2 明确地判断具体是没有进食谷类还是薯类。此外，针对辅食种类不合格的婴幼儿，调查者可以结合其月龄给出辅食种类的增加意见。

3. 辅食添加的频次是否合格

辅食频次的判断相较其他指标稍显复杂，需要根据母乳喂养情况和月龄进行分类确定。

对于母乳喂养的婴幼儿，需根据其过去 24 小时内固体、半固体食物添加次数进行判断，即根据 C 来判断。当婴幼儿为 6—8 月龄时，辅食次数在 2 次及以上，即 C≥2 即判定为合格；对于 9 月龄以上的婴幼儿，辅食次数在 3 次及以上，即 C≥3 即判定为频次合格。

对于非母乳喂养的婴幼儿，需根据过去 24 小时内固体、半固体食物添加及鲜奶或奶粉喂养次数进行判断，即根据 C、A 和 B 进行判断。当 6 月龄以上婴幼儿 C、A 和 B 之和大于等于 4 时，即判定频次合格。

对于辅食频次不合格的婴幼儿，调查者需结合其月龄和喂养情况，提出改进意见：对于母乳喂养的婴幼儿，可以建议增加适宜其月龄食物的进食次数；对于非母乳喂养的婴幼儿，结合问卷情况建议增加配方奶或适宜其月龄食物的进食次数。

4. 是否达到了最小可接受膳食

达到最小可接受膳食可以理解为辅食添加种类和添加频次均合格的一种较为理想的辅食喂养情况。判断时,同样需要根据是否母乳喂养进行分类判断。

对于母乳喂养的婴幼儿,同时满足过去 24 小时内辅食种类合格和辅食频次合格两个条件时,可以判定其达到了最小可接受膳食。

对于非母乳喂养的婴幼儿,需要同时满足三个条件,除了需要满足辅食添加种类和辅食频次合格,还要满足 6 月龄以上婴幼儿过去 24 小时内鲜奶或奶粉的喂养次数达到 2 次以上,即 A 和 B 之和大于等于 2。其中需要注意的是,为避免重复计算,此时对于辅食种类计算应不包括奶制品类,即在计算该指标时,后来的 7 类食物变为 6 类,6 类中种类大于 4,判定为该指标下辅食种类合格。

二、0—3 岁婴幼儿辅食添加状况案例分析

本节开篇列举了 5 名婴幼儿的基本信息,其中包括婴幼儿照护人员填写的日常喂养情况。下面将分别对进行辅食喂养的 4 名婴幼儿的喂养情况进行分析与解读,并结合其目前生长发育状况进行膳食喂养指导。

1. 小 B 的辅食喂养情况分析及膳食指导

表 4-5　小 B 的 24 小时食物调查表

食物种类	是否吃过: 0.否;1.是;9.不清楚	吃了 几次
1　母乳	1	
2　配方奶粉	0	A
3　普通奶粉及鲜奶(牛奶、羊奶等)	0	B
4　白水、菜汤、米汤	0	
5　糖水及其他含糖饮料(包括酸酸乳、爽歪歪等含乳饮料)	0	
6　固体、半固体食物(辅食,如果添加过,逐项询问 6.1—6.9,如果没添加辅食,填 0,问卷结束)	0	C
6.1　谷类(稠粥、面包、米饭、面条、饼干等)	—	—
6.2　白心薯类(土豆、木薯、山药等)	—	—

食物种类	是否吃过： 0.否;1.是;9.不清楚	吃了 几次
6.3　深色蔬菜水果和红心薯类(南瓜、胡萝卜、 　　红薯、菠菜、芒果、木瓜、西红柿、桔子等)	—	—
6.4　其他蔬菜水果	—	—
6.5　肉(牛、猪、羊、鸡、鸭、鱼等肉及内脏)	—	—
6.6　蛋类(鸡、鸭、鹅、鹌鹑蛋等)	—	—
6.7　奶制品(酸奶、奶酪、奶干等)	—	—
6.8　豆及豆制品(如豆腐、豆浆、腐竹、豆皮等)	—	—
6.9　坚果(核桃、腰果、杏仁、瓜子、花生及其制 　　品等)	—	—

由小 B 的基本信息可知,月龄是 7 月龄 29 天,但问题 6 的回答为否,表明其还尚未开始添加辅食,按照世界卫生组织婴幼儿辅食喂养相关标准,其属于"辅食添加不及时"。

结合小 B 的生长发育状况分析发现,小 B 目前体长偏小,属于"生长迟缓"。理论上来讲,该月龄的婴幼儿是应该开始进行辅食添加的。这种情况下,小 B 生长迟缓的现象很有可能是由于辅食添加不及时造成的。因此,调查者应向小 B 的照护人员普及辅食喂养的重要性,并为小 B 推荐并选择辅食种类。

2. 小 C 的辅食喂养情况分析及膳食指导

表 4-6　小 C 的 24 小时食物调查表

食物种类	是否吃过： 0.否;1.是;9.不清楚	吃了 几次
1　母乳	1	—
2　配方奶粉	0	A
3　普通奶粉及鲜奶(牛奶、羊奶等)	0	B
4　白水、菜汤、米汤	0	—
5　糖水及其他含糖饮料(包括酸酸乳、爽歪歪等含 　　乳饮料)	0	—
6　固体、半固体食物(辅食,如果添加过,逐项询问 　　6.1—6.9,如果没添加辅食,填 0,问卷结束)	1	C,1

食物种类	是否吃过: 0.否;1.是;9.不清楚	吃了 几次
6.1 谷类(稠粥、面包、米饭、面条、饼干等)	1	—
6.2 白心薯类(土豆、木薯、山药等)	0	—
6.3 深色蔬菜水果和红心薯类(南瓜、胡萝卜、红薯、菠菜、芒果、木瓜、西红柿、桔子等)	1	—
6.4 其他蔬菜水果	0	—
6.5 肉(牛、猪、羊、鸡、鸭、鱼等肉及内脏)	1	—
6.6 蛋类(鸡、鸭、鹅、鹌鹑蛋等)	1	—
6.7 奶制品(酸奶、奶酪、奶干等)	0	—
6.8 豆及豆制品(如豆腐、豆浆、腐竹、豆皮等)	1	—
6.9 坚果(核桃、腰果、杏仁、瓜子、花生及其制品等)	0	—

由小 C 的基本信息及膳食调查表内容可知,月龄为 9 月龄,母乳喂养,已开始进行辅食添加,过去 24 小时内辅食添加次数为 1 次,辅食种类包括谷类、深色蔬果、肉类、蛋类及豆制品五类。按照世界卫生组织婴幼儿辅食喂养相关标准,小 C 的辅食属于"种类合格",但其辅食添加次数仅为 1 次,属于"频次不合格"。

结合小 C 的生长发育状况分析,小 C 目前属于重度消瘦和低体重,生长发育状况较为严重。辅食喂养次数不足有可能造成其营养摄入不足,影响其生长发育状况。这种情况下,调查者应肯定小 C 的照护人员在食物多样性方面的选择,同时提出增加辅食添加次数的建议,建议每日辅食添加次数为 3 次及以上,以保证充足的营养摄入。

3. 小 D 的辅食喂养情况分析及膳食指导

表 4-7　小 D 的 24 小时食物调查表

食物种类	是否吃过: 0.否;1.是;9.不清楚	吃了 几次
1 母乳	0	—
2 配方奶粉	1	A,2
3 普通奶粉及鲜奶(牛奶、羊奶等)	0	B

	食物种类	是否吃过: 0.否;1.是;9.不清楚	吃了 几次
4	白水、菜汤、米汤	0	—
5	糖水及其他含糖饮料(包括酸酸乳、爽歪歪等含乳饮料)	0	—
6	固体、半固体食物(辅食,如果添加过,逐项询问6.1—6.9,如果没添加辅食,填0,问卷结束)	1	C,4
6.1	谷类(稠粥、面包、米饭、面条、饼干等)	1	—
6.2	白心薯类(土豆、木薯、山药等)	0	—
6.3	深色蔬菜水果和红心薯类(南瓜、胡萝卜、红薯、菠菜、芒果、木瓜、西红柿、桔子等)	0	—
6.4	其他蔬菜水果	0	—
6.5	肉(牛、猪、羊、鸡、鸭、鱼等肉及内脏)	0	—
6.6	蛋类(鸡、鸭、鹅、鹌鹑蛋等)	0	—
6.7	奶制品(酸奶、奶酪、奶干等)	0	—
6.8	豆及豆制品(如豆腐、豆浆、腐竹、豆皮等)	0	—
6.9	坚果(核桃、腰果、杏仁、瓜子、花生及其制品等)	0	—

由小 D 的基本信息及膳食调查表内容可知,月龄为 13 月龄,已开始进行辅食添加,经调查员询问得知,小 D 在过去 24 小时内固体、半固体辅食添加次数为 4 次,均为谷类食物,饮用配方奶粉 2 次。

按照世界卫生组织婴幼儿辅食喂养相关标准,小 D 的辅食属于"频次合格",但其辅食种类过于单一,仅有谷类食物,因此属于食物"种类不合格"。

结合小 D 的生长发育状况可知,其目前处于肥胖状态。婴幼儿肥胖可能会对其健康造成终身影响,因此应格外引起小 D 的照护人员的注意。分析小 D 的饮食可以发现,小 D 每日辅食种类单一,添加的 4 次辅食均为谷类食物,所以对碳水化合物类食物摄入过多。这种情况下,调查者应向小 D 的照护人员强调食物多样性的重要意义,推荐小 D 摄入其他辅食种类,如蛋类、薯类、蔬菜类等,并告知其每日辅食种类应达到 4 种或 4 种以上。

4. 小 E 的辅食喂养情况分析及膳食指导

表 4-8 小 E 的 24 小时食物调查表

食物种类	是否吃过: 0.否;1.是;9.不清楚	吃了几次
1 母乳	0	—
2 配方奶粉	1	A,1
3 普通奶粉及鲜奶(牛奶、羊奶等)	0	B
4 白水、菜汤、米汤	0	—
5 糖水及其他含糖饮料(包括酸酸乳、爽歪歪等含乳饮料)	0	—
6 固体、半固体食物(辅食,如果添加过,逐项询问6.1—6.9,如果没添加辅食,填 0,问卷结束)	1	C,5
6.1 谷类(稠粥、面包、米饭、面条、饼干等)	1	—
6.2 白心薯类(土豆、木薯、山药等)	0	—
6.3 深色蔬菜水果和红心薯类(南瓜、胡萝卜、红薯、菠菜、芒果、木瓜、西红柿、桔子等)	1	—
6.4 其他蔬菜水果	1	—
6.5 肉(牛、猪、羊、鸡、鸭、鱼等肉及内脏)	0	—
6.6 蛋类(鸡、鸭、鹅、鹌鹑蛋等)	1	—
6.7 奶制品(酸奶、奶酪、奶干等)	0	—
6.8 豆及豆制品(如豆腐、豆浆、腐竹、豆皮等)	1	—
6.9 坚果(核桃、腰果、杏仁、瓜子、花生及其制品等)	0	—

由小 E 的基本信息及膳食调查表内容可知,月龄为 23 月龄,非母乳喂养,已开始进行辅食添加。经调查员询问得知,小 E 在过去 24 小时内配方奶粉饮用次数为 1 次,辅食添加次数为 5 次,其中有谷类、深色蔬果、其他蔬菜、蛋类及豆制品类。

按照世界卫生组织标准,小 E 的辅食属于"频次合格、种类合格",但由于其奶类制品进食次数未达到 2 次及以上,因此其未达到"最小可接受膳食"的标准。

结合小 E 的生长发育状况可知,其生长发育曲线处于正常偏低的边缘状态。这种情况下，调查者应向小 E 的照护人员强调奶制品对婴幼儿的重要意义，给出每日增加奶制品摄入次数至 2 次及以上的建议。

三、0—3 岁婴幼儿照护人员喂养与营养知识调查表

由于照护人员决定了婴幼儿的辅食质量，而辅食质量是影响婴幼儿营养状况的重要因素，因此，有必要对照护人员进行婴幼儿喂养与营养知识的调查。通过这类调查，不仅可以了解照护人员对喂养知识的掌握情况和误区、是否有陈旧观念等，还可以为照护人员解答喂养疑惑，纠正错误观点，传播科学喂养理念，普及正确的喂养知识。

根据婴幼儿喂养常见问题及照护人员最容易有误区的重点内容，本书使用了国家婴幼儿营养改善项目一直沿用的、经由相关专家讨论制定沿用至今的 4 道调查问题，以快速、高效地了解婴幼儿照护人员对营养知识掌握情况的目标，详见表 4-9。

表 4-9　照护人员喂养与营养知识调查表

此问卷由调查者询问题目，不给被调查者提供选项，根据回答找到最符合的答案填写。					
1. 婴儿开始添加辅食的最佳时间是					
①满 3 个月时	②满 4 个月时	③满 5 个月时	④满 6 个月时	⑤满 7 个月时	⑥其他
2. 最适合给婴儿补充铁的食物是					
①菠菜	②动物血或红肉	③鸡蛋	④虾皮	⑤鸡、鱼等白肉	⑥其他
3. 贫血与哪种营养素缺乏有关?					
①铁	②钙	③维生素 D	④其他	⑤不清楚	
4. 继续母乳喂养可以至儿童					
①满 10 月龄	②满 12 月龄	③满 18 月龄	④满 20 月龄	⑤满 24 月龄或以上	⑥其他

正确答案：④②①⑤

答案解析：

问题 1 解析：2003 年，世界卫生组织规定 6 月龄起婴幼儿应及时添加固体或半固体辅食。我国 2016 年版本的《中国居民膳食指南》同样建议"满 6 月龄起要添加辅食"。

问题 2 解析：动物血或红肉富含血红素铁，人体吸收利用率在 15%-35%，是最适宜补铁的食物。相比于动物血和红肉，鸡肉和鱼肉等白肉中铁含量并不高。菠菜中铁含量并不

及动物性食物,同时菠菜中的铁是非血红素铁,人体吸收利用率仅为2—3％,并不是补铁的最佳选择。鸡蛋中的铁集中在蛋黄,但同样是不利于吸收利用的非血红素铁。虾皮通常作为补钙的选择,但其通常盐含量较高,婴幼儿在一岁以内不建议摄入盐,因此应谨慎选择食物种类。

问题3解析:与贫血相关的元素是铁;钙缺乏与骨骼疾病有关;维生素D缺乏与佝偻病相关。

问题4解析:世界卫生组织建议母乳喂养持续至婴幼儿2岁,有条件者可以维持更久。

参考文献

[1] WHO. Indicators for Assessing Infant and Young Child Feeding Practices, Part 1: definitions [M]. Geneva: World Health Organization, 2007.

[2] WHO. Indicators for Assessing Infant and Young Child Feeding Practices, Part 2: Measurement [M]. Geneva: World Health Organization, 2007.

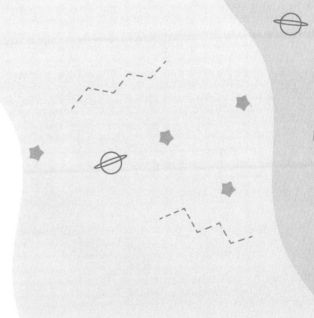

第五章

0—3岁婴幼儿家庭对营养不良的重要补充措施

【学习目标】

1. 通过明显的营养不良表现来判断是哪种营养素缺乏。
2. 掌握常见的微量营养素缺乏的防治措施。
3. 掌握0—3岁婴幼儿超重及肥胖的指导方法。
4. 掌握家庭常见辅食营养补充品的食用方法。

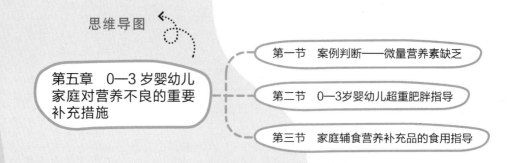

思维导图

第五章　0—3 岁婴幼儿家庭对营养不良的重要补充措施

第一节　案例判断——微量营养素缺乏

第二节　0—3岁婴幼儿超重肥胖指导

第三节　家庭辅食营养补充品的食用指导

　　本章将通过介绍不同月龄婴幼儿的营养不良案例、超重肥胖指导以及家庭辅食营养补充品的食用指导来帮助 0—3 岁婴幼儿家庭掌握对营养不良的重要补充措施。

第一节　案例判断——微量营养素缺乏

这里将引用案例来加深照护人员对 0—3 岁婴幼儿营养不良表现的印象,并通过复习第一册的预防措施掌握恰当的防治措施。

一、案例 1:0—3 岁婴幼儿维生素 A 缺乏

(一) 案例

患儿小 A,3 岁,晚上视物不清,眼睛干燥,怕光,易流泪、发炎,经常眨眼,眼睛贴近角膜两旁的结膜干燥而起皱褶,角质上皮形成大小不等的形似泡沫的白斑,眼底发生感染、干燥。皮肤干燥,指甲薄脆。你认为小 B 是哪种营养不良? 什么营养素缺乏引起的? 如何预防该营养素缺乏?

答案:维生素 A 缺乏引起的营养不良。

(二) 防治措施

1. 增加维生素 A 摄入。

(1) 对于 6 个月以内婴儿:可以通过母乳补充维生素 A。

(2) 对于 6 个月以后婴幼儿:随着维生素 A 需要量的增加,应及时添加富含维生素 A 的辅食,以避免维生素 A 缺乏。

(3) 对于孕妇和乳母:摄入充足的维生素 A,可有效避免婴儿缺乏维生素 A。

2. 在维生素 A 缺乏高发地区,推荐给婴儿预防性补充维生素 A 1 500 IU/d(450 μg/d),或每 6 个月一次性口服 10—20 万 IU 维生素 A。

3. 对于一些感染性疾病或消化系统疾病,如肺炎、腹泻等,也要及时补充维生素 A

动物性食品是维生素 A 的最佳来源,如肝脏、蛋黄、鱼油、奶制品等。深绿色或红黄橙色蔬菜水果等富含维生素 A 原(类胡萝卜素),在体内可转化为维生素 A。如果短时期内得不到明显改善,也可选用维生素 A 强化食品,如维生素 A 强化面粉、饼干、奶制品等或口服维

生素 A 补充剂。此外,也要同时适量增加蛋白质和脂肪的摄入,以促进维生素 A 的吸收。

二、案例 2: 0—3 岁婴幼儿维生素 D 及钙缺乏(1)

(一)案例

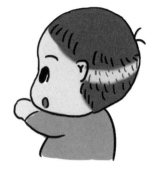

患儿小 B,5 个月,于冬季出生,人工喂养。好哭闹,睡眠不安,盗汗,毛发稀疏、枕部秃发、前囟边缘软。你认为小 B 是何种营养素缺乏？如何预防该营养素缺乏？

答案:维生素 D 缺乏。

图 5-1 幼儿头秃示意图①

(二)防治措施

1. 多晒太阳。多晒太阳是改善维生素 D 营养状况和预防佝偻病的最佳措施。应加强宣传力度,增强家长的意识,增加婴幼儿室内日光浴或室外活动的时间。考虑紫外线对儿童皮肤有损伤,所以目前不建议 6 月龄以下婴儿在阳光下直晒。6 月龄—1 岁以内婴儿每天应晒太阳 30 分钟以上,1 岁以上幼儿每天 1 小时以上,但注意不要暴晒。

2. 多吃含钙丰富的食物。奶和奶制品是钙和磷的最佳来源,且吸收率高。此外,虾皮、海带、芝麻、大豆、坚果、绿色蔬菜等也含钙丰富。

3. 用维生素 D 制剂进行补充。

(1)对于孕妇:要注意维生素 D 和钙的补充,尤其是孕中后期,胎儿对维生素 D、钙的需要量增大,此时钙的推荐摄入量为 1 000 mg/天,维生素 D 的摄入量为 10 μg/天。孕妇应注意食用富含这些营养素的食物,并注意多晒太阳,必要时可服用补充剂,有效避免婴幼儿佝偻病的发生。

(2)对于婴幼儿:坚持 6 个月以内纯母乳喂养,出生 2—3 天后开始补充维生素 D 制剂,6 月龄内母乳喂养的婴儿,每日补充维生素 D 400 IU(10 μg)/d,奶量保证条件下无需补充钙剂;6 个月后辅食添加注意喂养富含维生素 D、钙和磷的食物,特别对于在婴儿期的时候有维生素 D 缺乏、皮肤颜色深或紫外线暴露不足、居住环境处于北方高纬度地区冬春季节等高危因素的幼儿,仍需补充维生素 D 400 IU(10 ug)/d,奶量保证条件下无需补充钙剂。

(3)对于早产/低出生体重、双胎/多胎婴儿:出生早期应加大维生素 D 补充剂量 800 - 1 000 IU/d(20 - 25 μg/d),3 个月后再调整为补充 400 IU/d(10 μg/d),注意需在医生指导下补充。

---

① 该图由康乐提供。

（4）对于生长快速、长期腹泻的婴幼儿：也应根据情况增加维生素 D 的补充剂量。

三、案例 3：0—3 岁婴幼儿维生素 D 及钙缺乏(2)

（一）案例

患儿小 C，2 岁半，胸骨向前凸起，呈"鸡胸样"畸形，行走时双腿向内弯曲，形成"O"形腿，平躺时腹部呈现"蛙状腹"。请判断该患儿是哪种营养不良？什么营养素缺乏引起的？如何预防该营养素缺乏？

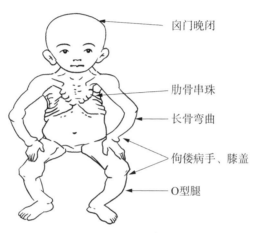

囟门晚闭

肋骨串珠

长骨弯曲

佝偻病手、膝盖

O型腿

图 5-2① 婴幼儿佝偻病示意图

答案：佝偻病。维生素 D 缺乏。

（二）防治措施

同案例 2。

四、案例 4：0—3 岁婴幼儿维生素 B_1 缺乏

（一）案例

患儿小 D，6 个月，精神萎靡，嗜睡失声、啼哭无声，竖头无力，哭闹不安 4—6 小时后出现拒乳，皮肤发绀（青紫），四肢末端冰凉。请问该患儿可能是哪种营养不良性疾病？缺乏哪种营养素所致？如何预防该营养素缺乏？

---

① 该图由康乐提供。

答案：脚气病。维生素 B_1 缺乏。

（二）防治措施

1. 孕妇和乳母要注意摄入富含维生素 B_1 的食物，如杂粮、豆类、干果、动物内脏（肝、心及肾）、瘦肉、蛋类等，以免影响胎儿或造成母乳中维生素 B_1 缺乏。

2. 喂养婴幼儿时要注意食物的多样化，不要常吃过于精细的米面，煮饭时不要丢弃米汤，喂养时注意增加富含维生素 B_1 的食物，缺乏时可食用经维生素 B_1 强化的面粉，来帮助增加维生素 B_1 的摄入。

3. 在治疗婴幼儿脚气病时，在医生指导下可对患儿一次注射大剂量的维生素 B_1，同时，乳母也需补充维生素 B_1 营养素补充剂。

五、案例5：0—3岁婴幼儿铁缺乏

（一）案例

患儿小 E，3 岁，脸色苍白，嘴唇、口腔黏膜、睑结膜和甲床颜色与正常人比较较浅，易烦躁，易疲乏，注意力不集中。该患儿可能是哪种营养素缺乏？该营养素缺乏的原因是什么？如何预防该营养素缺乏？

答案：铁缺乏。

原因：

1. 体内铁储备不足。胎儿通过胎盘从母体获得铁，足月新生儿体内的铁储备足够其出生后 4—6 个月的生理需要，但早产儿体重较轻，出生前从母体获得的铁较少，体内铁储备不足，易发生铁缺乏。双胎或多胎、胎儿宫内失血、脐带结扎过早等因素都可使新生儿出生时体内储备铁不足。

2. 膳食铁摄入不足。辅食添加过晚、动物性食物（如瘦肉、肝脏、家禽或鱼等）添加过少等原因会使铁的膳食摄入不足，这是缺铁性贫血的主要原因。6 月龄后的婴儿是缺铁性贫血的高危人群，幼儿（1—3 岁）和学龄前儿童（3—6 岁）也可能因为膳食结构不合理、偏食或挑食等不良饮食习惯导致铁摄入不足，严重时也可能发生缺铁性贫血。

3. 膳食铁的吸收利用率较低。1—2 岁幼儿摄入的食物主要有奶类、米粥、鸡蛋等，其中只有鸡蛋含铁丰富，但该阶段幼儿对其的吸收利用率也不好；有些植物性食物（如蔬菜、谷类、茶叶等）虽然含铁量较高，但受植酸、草酸、膳食纤维等的影响，同样吸收利用率较低，若长期摄入，将导致缺铁性贫血。

4. 疾病引起。各种胃肠道疾病导致的消化不良会导致铁的丢失，而疾病导致的蛋白质-能量营养不良等也常伴发缺铁性贫血。

（二）防治措施

1. 积极预防和纠正孕妇缺铁性贫血。对于贫血率大于或等于40％的地区，WHO给出了预防性补铁标准，见下表。对于已经发生铁缺乏和缺铁性贫血的婴幼儿，应及时补充含铁制剂1—3个月，使血红蛋白恢复到正常水平。

表5-1　WHO婴幼儿及育龄期妇女预防性补铁推荐标准(2016)

目标人群	剂量(mg)	频率	剂型	持续时间
6—23月龄	10 - 12.5	每日	滴状或糖浆铁元素	3个月/年
24—59月龄	30	每日	滴状或糖浆或片状铁元素	3个月/年
育龄期妇女	30 - 60	每日	片状铁元素	3个月/年

2. 延迟结扎脐带。在新生儿出生时，延迟结扎脐带2—3分钟，可显著增加储存铁，减少婴儿铁缺乏。

3. 增加铁摄入。

（1）科学合理地喂养。提倡纯母乳喂养。母乳中的铁含量和吸收率均高于牛乳，人工喂养的婴儿应采用铁强化配方乳。对6月龄婴儿及时添加富铁食物。建议首选强化铁的辅食或瘦肉、肝脏、动物血等含血红素铁丰富的动物性食品，这些动物性食物是膳食铁的最佳来源。

（2）可采用辅食营养补充品来补充铁，如家庭辅食制作时添加营养包进行营养强化，每日补充。

（3）对于幼儿，要注意膳食均衡，纠正偏食、挑食等不良饮食习惯。同时，要注意增加富含维生素C、蛋白质等的食物的摄入，以促进铁的吸收。

（4）对于具有铁缺乏高危因素的婴幼儿，可定期检查血红蛋白，预防铁缺乏和缺铁性贫血的发生。

5. 预防各种疾病，减少因胃肠道疾病等导致的铁缺乏和缺铁性贫血。

六、案例6：0—3岁婴幼儿锌缺乏

（一）案例

患儿小F，2岁，身长明显低于正常同龄幼儿，易腹泻，反复出现呼吸道和胃肠道感染，爱吃泥土、纸片等。请判断该患儿是哪种营养不良？什么营养素缺乏引起的？如何预防该营养素缺乏？

答案：锌缺乏引起的营养不良。

(二)预防措施

1. 提倡纯母乳喂养。

2. 对于锌缺乏的婴儿，满 6 月龄开始添加辅食时，建议首选强化锌的食品。

3. 增加富含锌的膳食的摄入。锌的来源广泛，贝壳类海产品（如牡蛎、扇贝）、红肉及动物内脏等都是锌的极好来源；蛋类、奶酪、虾、豆类、谷类胚芽、燕麦、花生等也是锌的良好来源；蔬菜及水果类中的锌含量一般较低。

4. 可采用辅食营养补充品来补充锌，如家庭辅食制作时添加营养包进行营养强化，每日补充。

5. 腹泻时，在口服补液治疗的同时补充锌剂，6 月龄以下元素锌 10 mg/天，6 月龄以上元素锌 20 mg/天，持续服用 10 到 14 天。

6. 对于有明显锌缺乏的婴幼儿，要在医生的指导下服用锌补充剂。

第二节　0—3岁婴幼儿超重肥胖指导

　　婴幼儿的运动发展是儿童早期发育的重要内容,而其和婴幼儿的喂养和进食共同组成了预防超重和肥胖的基本准则:吃动平衡。一方面婴幼儿的运动与脑和全身的器官组织包括肌肉在内的发育密切相关,另一方面合理营养摄入有力支撑着各类肌肉活动的能量消耗。因此婴幼儿的营养摄入和运动,是机体各系统机能获得系统发育的重要基础,同时要强调的是,在婴幼儿的养育过程中实现"吃动平衡",即家庭在做好合理喂养的同时,引导婴幼儿开展日常的运动和游戏,是预防婴幼儿超重和肥胖的有效整合性措施。

　　为完成这一重要的养育照护任务,父母要学会观察婴幼儿的动作发育进程。婴幼儿的动作发育遵循着从头部到尾端、从上肢到下肢的循序渐进的过程。也就是最先出现眼和嘴的动作,随后是躯干和四肢,上肢早于下肢,婴幼儿先学会抬头,然后是俯身翻身坐和爬动,最后是全身的站立与行走和跑跳等。而另一个规律是先发育出大动作再发展出精细动作,也就是从形成动作幅度较大的活动开始(比如身体的基本姿势、身体的移动以及单或多组大肌肉群的协调动作),最后再逐渐学会精细化较强的协调动作(比如手与手指、脚与脚趾、手和眼与脑的协调等活动),其中大动作经常伴随有强有力的大肌肉群的伸缩牵拉。

　　日常生活中其实有很多游戏活动可以实现婴幼儿的吃动平衡。例如:

　　• 婴幼儿翻身游戏和活动,可以锻炼该月龄儿童的头颈躯体和四肢肌肉的动作力量和协调发育的能力,同时也促进了其前庭的平衡感觉和本体感知觉能力的发育。而连续的翻身游戏,则又更能促进婴幼儿身体腰部的力量和手脚的力量,强化和锻炼婴幼儿的前庭和小脑的平衡觉与调整能力的发育。

　　• 全方位的爬动游戏,一方面可以训练上下肢的协调能力和力量,同时也促进了大脑对四肢指挥能力的发育。

　　• 辅助婴幼儿的站立游戏,可以帮助婴幼儿站立、促进肢体的协调,同时也提升了本体感觉与平衡能力的发育。

　　除了科学喂养,这些效果明确的儿童身体活动和运动游戏引导成为了照护人员另一项不可或缺的家庭日常养育照护任务。

第三节　家庭辅食营养补充品的食用指导

本节以几种常见的家庭营养补充品为例，介绍其成分、作用和食用方法等，来帮助照护人员掌握常见的家庭辅食营养补充品的食用方法，从而达到预防婴幼儿营养不良的目的。

一、滴剂的添加

维生素 D 滴剂几乎是每个婴儿出生后都需要添加的营养补充剂。

成分：主要成分是维生素 D，辅料为植物油、明胶、甘油和纯化水。

作用：可以促进婴幼儿肠道对钙的吸收，预防和治疗维生素 D 缺乏症。

用法：维生素 D 滴剂可以滴到成人手指上喂给宝宝，也可以滴在妈妈乳头或者奶嘴上，或者可以直接滴在宝宝的嘴里、奶里、辅食或水里，如下图所示。建议婴儿在出生 14 天后就开始补充，具体用量和时间间隔视婴幼儿自身情况决定，请遵循医嘱，避免补充过多而发生维生素 D 中毒的现象。

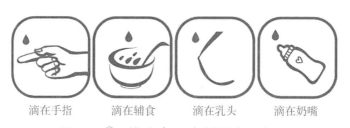

滴在手指　　滴在辅食　　滴在乳头　　滴在奶嘴

图 5-3[①]　维生素 D 滴剂用法示意图

二、营养包的冲调方法

(一) 什么是营养包

营养包是专门针对 6—23 月龄婴幼儿的营养需要研制而成的，含有优质蛋白质，并添加

了铁、锌、钙、维生素 A、维生素 D、维生素 B_1、维生素 B_2、维生素 B_{12} 和叶酸等营养素，每天一袋，可以一次或分次混合到家庭自制的食物中（粥、面糊、面条等）喂养婴幼儿（注：需要搅拌为糊状，宝宝胃容量小，不可冲调太稀），简单便捷。

（二）为什么要吃营养包

营养包能够改善婴幼儿的营养状况、促进体格和智力发育、预防和控制婴幼儿贫血。

吃了营养包，宝宝身体好，身体更强壮，个子会更高。宝宝少生病，免疫力增强，少拉肚子，少感冒，少咳嗽。宝宝不贫血，脸色红润，能吃饭，有力气，爱跑爱动。宝宝更聪明，喜欢跟其他人交往，小手更灵巧。

（三）怎样使用营养包

1. 吃前要检查

- 请检查产品包装是否完好，如有破损请勿食用。
- 请检查生产日期和保质期，如已过期请勿食用。

2. 准备工作

- 准备好接洁净的小碗（约 250 毫升）、小勺、水杯，建议为孩子准备专用餐具，不与大人餐具混用。
- 准备好一杯 60—70℃ 的温开水。
- 准备好一袋营养包。
- 准备好食用记录卡，做好食用记录。

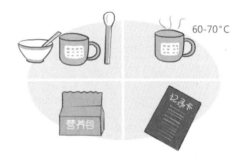

图 5-4①　食用营养包示意图

三、撒剂的食用方法

（一）什么是撒剂

撒剂是小袋装的含日份量维生素和矿物质的粉剂或颗粒剂，撒入食物中混合食用。

（二）撒剂的成分

在加纳的应用研究中，撒剂采用的微量营养素为铁、维生素 A、锌、维生素 C，其中维生素 C 的添加的目的除补充维生素 C 外，主要是为促进铁的吸收。为避免产品的感官问题，其中的铁剂以氢化植物油为衣材制成微胶囊化形式。撒剂的填充剂通常采用可直接食用的碳

---

① 该图由康乐提供。

水化合物，如麦芽糊精、无水葡萄糖等，无需调味，不影响添加后辅食的味道。

(三) 使用方法

喂养者在使用时需要将日份量的小袋撒剂撒在粥、面条等食物中喂养。

参考文献

［1］霍军生.婴幼儿辅食营养补充品技术指南［M］.北京：中国标准出版社，
2013.

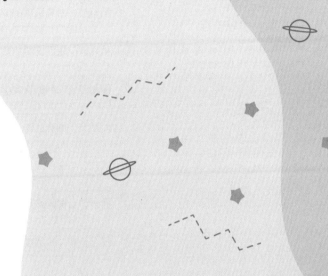

第六章

食品安全小知识

【学习目标】

1. 了解常见辅食食材的食品安全小知识。

2. 掌握常用食品接触材料的识别及使用。

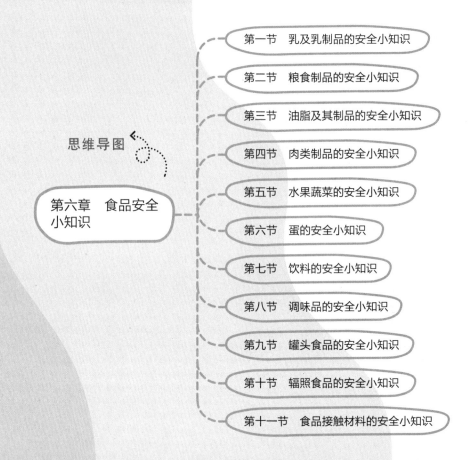

思维导图

第六章　食品安全小知识

第一节　乳及乳制品的安全小知识

第二节　粮食制品的安全小知识

第三节　油脂及其制品的安全小知识

第四节　肉类制品的安全小知识

第五节　水果蔬菜的安全小知识

第六节　蛋的安全小知识

第七节　饮料的安全小知识

第八节　调味品的安全小知识

第九节　罐头食品的安全小知识

第十节　辐照食品的安全小知识

第十一节　食品接触材料的安全小知识

　　购买和食用不安全的食品或对其进行不当的存放、加工将会给消费者带来安全隐患甚至造成人身伤害，特别对于免疫系统尚未成熟完善的婴幼儿。照护人员了解婴幼儿常用食品的营养质量及食品安全方面的小知识，有利于规避家庭辅食制作过程中的食品安全问题，从而保障婴幼儿的营养与健康。

　　本章主要介绍日常生活中婴幼儿辅食常用食材及食品接触材料相关的安全小知识。

第一节　乳及乳制品的安全小知识

一、婴幼儿乳品过敏

乳蛋白过敏主要发生在婴儿期,欧美发达国家发生率为2.0—7.5%,国内报道牛奶蛋白过敏的发生率为0.83—3.5%。婴幼儿乳品过敏既可影响生长发育,也可能会增加后期其它过敏性疾病的发生率。

预防婴幼儿牛奶过敏主要包括:

1. 坚持母乳喂养。

2. 回避牛奶及其制品或食用低致敏性奶粉替代品(如氨基酸配方粉、深度水解蛋白配方粉、大豆蛋白配方粉)。

大多数婴幼儿的牛奶过敏会随着免疫力的逐渐健全自行消退。应从12个月龄起,每隔6—12个月到临床机构对个体的过敏情况进行重新评估,以确认是否适合重新引入牛奶。

二、乳糖不耐受

小肠因缺乏乳糖酶不能有效消化摄入的乳糖时称为乳糖吸收不良;如果出现腹痛、腹泻、腹胀等症状,即为乳糖不耐受。婴幼儿腹泻病中乳糖不耐受较为常见。乳糖不耐受与乳品过敏是明显不同的(参见本书第三章),但二者会同时存在。

由于乳及乳制品是钙的主要膳食来源,奶制品摄入量减少可影响骨骼发育,因此针对乳糖不耐受的患儿:

1. 推荐少量多次食用乳品,以提高对乳糖的耐受性。美国卫生与公共服务部的研究表明,一餐中饮用60—120毫升牛奶(乳糖含量3—6g),每天2—3次,持续3周,有助于肠道逐渐接受食物中的乳糖,提高乳糖的耐受性。

2. 应避免空腹食用乳及乳制品,喝奶前先吃些含蛋白或碳水化合物的食物,如谷类麦片、全麦面包或鸡蛋,或者与奶同时食用,可以延长胃排空时间,防止未被消化的乳糖大量快速抵达大肠,从而减轻因肠道菌群发酵乳糖而产生的肠胃不适症状。

3. 对于乳糖不耐受严重的患儿则可选择零乳糖或低乳糖奶制品。

三、牛奶中的抗生素来源与控制

在奶畜养殖过程中，为了阻止奶畜肠道有害菌的增殖，以及防治奶畜乳腺炎、子宫内膜炎等常见疾病，需要用到抗生素和抗菌药物，从而抗生素残留会进入牛奶中。

消费者长期食用抗生素残留超标牛奶会对健康带来潜在的危害，主要有：

1. 引起人体内细菌耐药性，降低抗生素药物的治疗效果；

2. 某些抗生素会引起过敏反应、致癌或致畸效应；

3. 破坏人体肠道菌群的平衡，引发相关疾病。婴幼儿长期饮用含抗生素的牛奶，容易引起肠道菌群的紊乱，肠道正常菌群将无法建立，直接影响健康和免疫功能。

我国对乳及乳制品在抗生素残留方面有严格的要求：

1. 奶牛等奶畜使用抗生素期间和停药后几天内乳汁不得供食用；

2. 要求生鲜乳收购环节需要快速检测抗生素残留，其检出量不得超过已制定的最高残留限量，以保证乳品的食用安全。同时规定在婴幼儿配方粉、学生奶及绿色食品中不得含有抗生素。

四、家庭自制酸奶的安全问题

市场销售的酸奶，其生产用菌种是经过严格的安全性评估后并被批准应用的；发酵生产过程中也有良好生产规范控制，原料和工器具也有消毒灭菌要求，以防止微生物污染。

有很多消费者用小酸奶机和发酵剂制作"自制酸奶"，但这存在食品安全风险：

1. 原料和小酸奶机的消毒灭菌不彻底，可能带来杂菌甚至致病菌污染而危害健康；

2. 自行购买的发酵剂中的菌种，有些可能未经系统的安全性评估，尚未列入食品使用菌种的名单中，会给"自制酸奶"带来潜在风险。

如发现自制酸奶有酒味或轻微的霉味，表明已受污染，切记不能再食用。

第二节　粮食制品的安全小知识

一、家庭如何选购小麦粉

一"看"：看包装上是否标明厂名、厂址、生产日期、保质期、质量等级、产品标准号等内容；看包装封口线是否有拆开后重新封口的痕迹；看面粉颜色，小麦粉不是越白越好。面粉因含有类胡萝卜素，自然色泽为白中略显浅黄，不好的小麦粉则颜色暗淡、呈灰白或深黄色。

二"闻"：正常的面粉具有麦香味，无酸、霉等异味。

三"摸"：含水量较高的小麦粉握紧后成团，不易散开，这种小麦粉尽管粉色稍白，但不宜久存，且制作食品时用水量较少，出品率较低。

四"选"：要根据不同的用途选择相应品种的面粉。制作面条、馒头、饺子等要选择面筋①含量较高、有一定延展性、色泽好的面粉。

二、家庭如何保存大米和小麦粉

家庭粮食保存应放在阴凉、通风、干燥处，避免高温、光照，防止霉变和鼠虫污染。家庭不宜一次性购买过多，特别是在夏季，开袋后要尽快食用。大米久存后会色泽变暗，香味消失，出现糠酸味，米饭黏性下降，食用品质降低。面粉保存不当会出现变质、生虫等现象。在面袋中放入花椒包可防止生虫。

三、膨化食品

膨化食品是一种以谷物、薯类或豆类为主要原料，经焙烤、油炸、微波或挤压等方式膨化而制成的体积明显增大，具有一定酥松度的食品。

膨化食品属于高热量、高脂肪、低粗纤维的食品，且大多含有较多的味精、食盐及食品添加剂，大量和长期食用会造成脂肪、热量摄入过量，微量营养素摄入不足，容易导致肥胖。

---

① 按面粉中蛋白质含量的多少，可以分为高筋面粉、中筋面粉、低筋面粉及无筋面粉。不同面粉适合做不同食物。

另外,膨化食品经高温油炸等工艺容易产生丙烯酰胺。丙烯酰胺是一种具有潜在神经毒性、遗传毒性和致癌性的一种污染物,高碳水化合物、低蛋白质的植物性食物在加热(120℃以上)烹调过程中就能形成该物质,140—180℃之间是其生成的最佳温度。许多监测数据也证明膨化食品中存在丙烯酰胺污染问题。

因此,无论从营养角度还是食品安全角度,都应限制儿童过多食用薯片等膨化食品。

第三节　油脂及其制品的安全小知识

一、食用油的选择

没有一种食用油是十全十美的,各有各的优点,要经常换着吃,这样就可以取长补短。平时吃的植物油的种类,大致可分为以下几种类型。

1. 高油酸型:油酸是一种单不饱和脂肪酸,代表为橄榄油、茶油。

2. 高亚油酸型:亚油酸是一种人体必需的脂肪酸,代表为大豆油、玉米油、葵花籽油、红花油、小麦胚芽油等。

高饱和脂肪酸型:有相当多的饱和脂肪酸,耐热性好,代表为棕榈油、椰子油等。

3. 高亚麻酸型:α-亚麻酸也是一种人体必需的脂肪酸,在人体内可转化为 DHA 和 EPA 等,代表为亚麻籽油、紫苏油、核桃油、牡丹籽油等。

消费者应依据自身的健康状况、烹调习惯、经济条件等,进行有目的的选择,经常调换品种,实现油品消费多样化。

二、食用油的存放

食用油储存不当易发生食用油的氧化、酸败,存放得当能放 3 个月,存放不当可能一个月就会变质,所以应格外注意储存条件,选择避光、阴凉、密封、干燥的地方进行存放。不要放在灶台离热源近处。

另外在选购时,应根据家庭人口的数量尽量选择小包装的食用油,以减少油脂存放时间;在使用时,可用带盖的小油瓶分装,用完再从大包装中倒,这样可以将大包装食用油密闭放在避光处;宜选择密封性较好的储存容器以减少食用油与空气的接触,使用过后尽量拧紧,避免空气进入。

三、看懂转基因标识

根据我国转基因食品相关规定：食品产品中（包括原料及其加工的食品）含有转基因成分的，要进行标注。因此，含有转基因成分的植物油均会标识相应的转基因标识，参见图6-1。消费者在选购时可以通过标识进行辨别。带有转基因标识的产品仅表示了产品含有转基因成分，并不代表产品质量的优劣，消费者可以根据自身对转基因食品的接受程度自主选择。

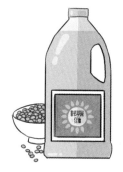

图6-1 转基因豆油示意图[①]

四、什么是调和油

食用植物调和油是指用两种及两种以上的食用植物油调配制成的食用油脂，其调和的目的是改善食用油的营养成分或风味。不同种类食用油的脂肪酸含量和构成不同，各具营养特点，例如，橄榄油的油酸含量较高，大豆油富含两种必须脂肪酸亚油酸和亚麻酸，花生油富含油酸和亚油酸，玉米、葵花籽油则富含亚油酸。调和油一般选用上述主要食用油原料，通过科学调配，配制成一定比例的食用油，以改善食用油的脂肪酸成分。

由于最好的选择方式就是不局限于一种食用油，选择多种食用油交替食用，从而达到营养摄取均衡的目的，因此对于难以做到这一点的人群，调和油也不失为一种选择。

五、自榨油更安全吗

农家自榨油是没经过精炼加工的初级油，含杂质多、易氧化变质，不宜长期储存。初级油要进行精炼，除去杂质，进行脱色、除味之后才能销售，精炼后的油稳定性更好。

农家自榨油并不比市售的食用油更加安全，正规榨油厂有严格的生产卫生环境要求，对原料的农残、霉变等均有严格把关，家庭榨油则难以控制。

• 自榨油没有加入抗氧化剂等保护剂，所以油脂易被氧化，容易造成酸价和过氧化值超标。

• 自榨油的"烟点"较低，而油烟中含有丙烯醛等有害物质，对眼睛和呼吸道有很强的刺激作用。

• 自榨油缺乏处理黄曲霉素等有害物质的工艺，可能出现黄曲霉素超标的情况。比如花生是否霉变不能单从肉眼观察，有的花生外表正常，但内部已出现黄曲霉毒素。

---

① 该图由康乐提供。

• 农家自榨油包装用油桶，也存在非食品级的风险，包装中有毒有害的小分子如塑化剂等易溶出进入食用油中，反而不利于健康。

不过自榨油在营养价值方面还是有可取之处，因为食用油在加工过程中，维生素 E 和植物甾醇等容易随着精炼而被去除一部分，而自榨油由于没有经过精炼，这些物质会保留多一些。但对于食品，应该在安全的前提下再考虑营养，精炼所损失的营养，可以从其他的食物中获得。

第四节　肉类制品的安全小知识

一、正常肉与病死肉的识别

1. 正常畜肉的特点

- 肌肉呈鲜红色,弹性好,具有光泽;
- 皮肤微干而紧缩、肌肉坚实,不易撕开,用手指按压后可立即复原。

2. 病死畜肉肌肉的特点

- 色泽暗红或带有血迹,脂肪呈桃红色;
- 肌肉松软,肌纤维易撕开,肌肉弹性差;
- 全身血管充满了凝结的暗紫红色血液,无光泽。

二、注水肉的识别

注水肉的特点:

- 呈淡红色,严重者泛白色;
- 指压以后凹陷恢复慢并且恢复不全,指压后肉里面有大量水分渗出;
- 刀切后切面有明显不规则淡红色汁液渗出,切面呈水淋状;
- 用普通薄纸贴在注水肉上,没有黏性,贴上的纸容易揭下。

三、冷冻肉的储藏期限

冷冻肉在−18℃以下储藏时,对储藏期也有要求,具体见表6−1。冷冻后的肉最好不要反复冻融,这样会破坏细胞结构,增加腐败机会,也影响肉品的风味。

表6−1　冷冻肉储藏期限

食物	牛肉	猪肉	羊肉	禽肉
储藏期限(月)	9—12	4—6	8—10	3—8

第五节　水果蔬菜的安全小知识

一、水果表面的"蜡"

水果表面的蜡分为以下两大类。

- 第一类：是水果表面本身带有的天然蜡质，这是植物自身分泌出来的，它可有效避免水果快速失去水分以及防止外界微生物、农药等入侵果肉，起到保护作用，对人体无害。

- 第二类：是人工给水果打蜡，主要目的是保鲜、防腐。

一般应季水果和当地水果不会使用食用蜡，而反季节水果和进口水果因为需要长期储存和长途运输，其表面大多会利用食用蜡保鲜，只要严格按照国家相关标准给水果打蜡，其安全性是值得信赖的。

二、腌制蔬菜与亚硝酸盐

腌制蔬菜也是我国饮食文化的重要内容之一，腌制蔬菜中含有对人体有益的物质，如活性乳酸菌等，但同时也会产生亚硝酸盐等有害成分，这是因为蔬菜本身含有硝酸盐，在腌制过程中会被微生物分解或与还原酶作用而转变成亚硝酸盐。亚硝酸盐是一种强氧化剂，在限量以内不会危害人体健康，只有过量摄入后才会引起急性中毒。

在蔬菜腌制过程中，亚硝酸盐含量随腌制时间增加逐渐升高，达到高峰后，又会随着腌制时间的延长而逐渐降低，而且腌制过程中的温度、pH 值、食盐浓度及微生物菌群等均会影响亚硝酸盐的含量。近年来，一些新技术的使用（如调节 pH 值、添加维生素 C、接种乳酸菌等）能明显抑制腌渍过程中亚硝酸盐的产生。因此，在食用腌制蔬菜时，要避开亚硝酸盐峰值期，充分腌渍，食用腌菜前最好用热水清洗，以去除可能存在的亚硝酸盐。另外，腌制蔬菜属于高盐食品，经常食用不仅会加重肾脏负担，还会损害胃肠道黏膜，所以建议尽量少食用。

三、吃水果是否需要削皮

果皮中含有维生素、矿物质、膳食纤维等丰富的营养成分，特别是对健康有益的植物化学物质,如苹果皮中的多酚含量是果肉的 3 倍,占整个果实多酚含量的 40—50％,而苹果中的三萜类成分则都在果皮中,具有抗氧化作用。但是,水果种植过程中,通常会使用一些农药,会附着于果皮上,使用单一方法难以完全去除。

2015 年世界卫生组织针对中国的建议是:对根块类蔬菜和水果要彻底削皮,对叶子菜和某些水果(比如葡萄)要充分浸洗。

因此,权衡利弊,建议水果削皮食用,否则一定要彻底浸泡、清洗。如平常水果吃得多,可以选择削皮;如吃得少,可以选择多泡多洗,如吃苹果,认真清洗后将果柄和蒂处两端凹进去的部分削掉再吃,因为这两端是农药残留最多的位置。

第六节 蛋的安全小知识

一、新鲜蛋的判断

（一）蛋壳

通过蛋壳判断时,应注意查看蛋壳的表面清洁程度和完整程度。新鲜蛋应完好无损无裂纹且无鸡粪和其他污物。同时,鸡蛋外壳有一层白霜粉末,如果手摸时不很光滑、外形完整的则是鲜蛋,外壳光滑发暗、不完整、有裂痕的则是不新鲜的鸡蛋。

（二）蛋重和气室

通常鸡蛋重约为 40—75 g 左右,同样个头大小的鸡蛋,重量轻、气室大的是陈蛋。购鸡蛋时可用拇指、食指和中指捏住鸡蛋摇晃,没有声音的是鲜蛋,手摇时发出晃当的声音的鸡蛋不新鲜。声音越大,越不新鲜,甚至是坏蛋。

（三）内容物新鲜度

鲜蛋打开后椭圆状突起明显、浓厚蛋白较多较稳固、蛋黄完整呈半球形、颜色自然、系带膜状层明显可见、粗韧有弹性、胚胎无发育现象、无异味。

二、鸡蛋的微生物污染

鸡蛋的微生物污染途径主要分为产前和产后两种,前者指产蛋前禽类由于患病或采食受微生物污染的饲料,导致蛋的形成过程受到病原微生物污染,经血液进入卵巢,使蛋的生成过程中受到污染;后者指在微生物不洁净的产蛋场所进行生产、使用受污染的处方容器或运输过程受污染,导致病原微生物附着在蛋壳表面,受污染的蛋壳表面细菌数目可达数百万甚至上亿。微生物可通过蛋壳表面气孔或裂纹进入蛋体而大量繁殖,引起鸡蛋内微生物变化及腐败变质。因此消费者应做到:

1. 忌食生鸡蛋,食用前一定要用充分煮透或煮炒熟;

2. 忌将鸡蛋跟其他食品混放,以避免污染其他食物;

3. 忌鸡蛋放置过久,以避免适宜条件下细菌繁殖。

第七节　饮料的安全小知识

一、碳酸饮料与牙齿健康

碳酸饮料是在液体饮料中充入二氧化碳做成的,二氧化碳溶于水后生成碳酸,所以称之为碳酸饮料。其重要成分为糖、色素、香精香料等,碳酸饮料对牙齿的危害并非都来自其中所含的糖,即使低糖的碳酸饮料,同样会损害牙齿。对牙齿更大的危害其实在于酸,绝大部分碳酸饮料都添加了柠檬酸、磷酸等酸性物质,饮用时会使牙齿表面的矿物质溶解,加上碳酸饮料中的糖,易引起龋病。

对于儿童,因为恒牙在口腔中萌出的时间不长,牙齿的矿化发育还未完成,牙齿表面抵御酸性物质侵蚀的能力较弱,因此长期饮用碳酸饮料会引起牙齿出现酸蚀症,甚至会导致牙釉质的缺失。

二、反复烧开的水能喝吗

反复烧开的水有两种情况:

- 第一种情况:水烧开了,凉了以后再加热,再重新烧开,这样煮沸一两次。
- 第二种情况:用自动加热烧水壶(饮水机),只要温度低到一定程度,就会自动重新加热。

反复加热十多小时或几天而未更换的水俗称"千滚水",由于反复加热,从加热元件及容器中溶出的有害物质累积,可能含有危害健康的成分。

三、弱碱水是否更有利健康

水的酸碱性是由水中的离子决定的,如果氢离子含量较大,水就呈酸性;矿物质离子含量较大,水就成碱性。

目前没有证据证明水的 pH 值与健康有关。国家标准中饮用水 pH 值范围是 6.5—

8.5,正常情况下人体 pH 值保持在 7.35—7.45,属于弱碱性(这也是"喝弱碱性的水更有利健康"说法的所谓"理论基础")。实际上,人体在正常的代谢过程中,会把 pH 值稳定在正常范围内,这种酸碱平衡不会轻易受食物或饮用水影响。世界卫生组织在其发布的《饮用水水质准则》(第三版)中已明确表示"没有提出 pH 的基于健康的准则值"。因此,弱碱水有利健康是没有科学根据的。

第八节　调味品的安全小知识

一、酱油的选购

市场上销售的酱油都是酿造酱油,由大豆、小麦等粮食经微生物发酵生产。消费者可通过标签选质量好的酱油。

1. 酱油的发酵工艺类型

酱油按工艺分为"高盐稀态发酵酱油"和"低盐固态发酵酱油"。前者经长时间低温发酵而成,周期长;后者发酵温度较高,酿造周期较短。高盐稀态发酵酱油由于低温而缓慢的酿造过程,更有利于酱醪中的风味物质的形成,酱香更加浓郁。

在选购时,可以找到产品标签上的产品标准号,高盐稀态发酵酱油标为"GB/T 18186 高盐稀态",低盐固态发酵酱油标为"GB/T 18186 低盐固态"。

2. 酱油的质量分级

酱油质量等级分为"特级""一级""二级""三级","特级"酱油质量最高,"三级"相对一般。

3. 酱油的氨基酸态氮含量

酱油的标签标识中必须标明氨基酸态氮含量,这个指标是质量分级的主要依据,含量越高,表示酱油的质量等级越高。

二、食醋的选购

市场上销售的食醋都是酿造食醋,是以粮食及其副产品、糖类或食用酒精为原料经微生物发酵生产。消费者可通过标签选适宜的食醋。

食醋按酿造工艺分为"固态发酵食醋"和"液态发酵食醋"。固态发酵食醋是以粮食及其副产品为原料,采用固态醋醪发酵酿制而成;发酵时间长,发酵产物种类多,口感丰富;液态发酵食醋则是以粮食、糖类、果类或酒精为原料,采用液态醋醪发酵酿制而成,具有效率高、生产周期短的特点,但是产品的酸味不柔和、风味相对较差。

在选购时，找到产品标签上的产品标准号，固态发酵食醋标为"GB/T 18187 固态发酵"，液态发酵食醋标为"GB/T 18187 液态发酵"。

食醋作为我国特色传统食品，品类繁多，如"老醋""香醋""玫瑰米醋""红曲醋"等，具体选择时，可主要依据自己的口味和调味需要选择适宜的品种。

第九节 罐头食品的安全小知识

许多人觉得防腐剂可以延长食品保存期，而罐头食品通常保质期又都很长，所以误认为罐头食品一定添加了大量的防腐剂。其实，从生产工艺原理上来看，罐头是不需要添加防腐剂的。罐头的生产过程中要经过加工处理、罐装、排气、密封、加热杀菌或无菌包装等工序。其加工工艺已经达到了灭菌和密闭防腐的目的，常温下能长期存放。

罐头的包装有马口铁、玻璃瓶、各种软包装等，都是完全密封的包装，可以使灭菌过的食品处于真空状态下，阻隔外界污染进入，防止细菌等的再次滋生，在常温条件下保存也不会变质。因此，罐头食品不需要添加防腐剂就能达到长期保存的目的。

婴幼儿罐装辅助食品，其工艺同罐头食品，同样不含防腐剂。

第十节 辐照食品的安全小知识

一、食品辐照技术在食品工业中的应用

世界上目前有 50 多个国家采用辐照技术处理农产品和食品，主要体现在如下四个方面。

- 低剂量辐照抑制根茎类或块茎类农产品的发芽和腐烂，如土豆、洋葱、大蒜、生姜和薯类。
- 低剂量辐照杀虫、延长贮存期和检疫，如辐照谷物和面粉、鲜果和干果。
- 通过辐照进行针对性的杀菌，防止致病菌危害人类健康，如通过辐照降低各种肉类及加工制品、海产品、调味品等食品中的致病菌。
- 高剂量辐照彻底灭菌，主要用于医院特需病员和宇航人员等特种人员需要的无菌食品。

二、如何知道所食用的是否为辐照食品

与加热、冷冻、罐装以及微波等其他食品加工技术相比，食品辐照技术在应用前经过了充分研究，食品安全性是得到保障的，但市场对辐照食品的接受程度仍待提高，需要开展更多的风险交流和沟通宣传。

为了保障消费者的知情权，目前多数国家法规都要求辐照食品一定要标识，即使食品所用原料经过辐照也得在最终产品中标识出来。要在产品包装上标示"该产品或产品中的某种原料经过辐照"，从而保障消费者知情权和选择权。

第十一节 食品接触材料的安全小知识

一、日常生活中的食品接触材料及安全问题

日常家庭生活中使用的锅碗瓢盆、食品包装袋、罐头盒、餐具、厨具、榨汁机、烤面包机、咖啡机、电饭锅等,都属于食品接触材料。这些制品使用的材料有塑料、橡胶、金属、纸和纸板、玻璃、陶瓷、竹、木、纺织品等,还有涂料、黏结剂、印刷油墨等辅助材料,它们与食品直接接触,其中的化学成分可能直接移至食品中或与食品成分发生化学反应,引起食品品质下降或食品安全问题。比如:

- 果汁中的酸性物质可能会腐蚀金属包装,使铅、镉和汞等金属离子进入果汁,累积在人体之中无法完全代谢,造成肝肾等器官功能损伤。

- 塑料包装中的苯、甲苯、塑化剂等物质迁移到食物中,将对人体产生慢性危害,增加人体患癌的风险。

国家对于食品接触材料及其制品制定了严格的食品安全标准,包括对其材质、添加剂、迁移量、残留量等指标的规定。

二、家庭食品接触材料的材质及使用

用于食品接触材料的材质种类有很多,特别是塑料制品,所耐受的温度各不相同,使用不当,容易使食品接触材料中的非食用物质进入食品中,危害人体健康。

1. 餐具

通常所说的"密胺"餐具或仿瓷餐具,按树脂原料主要分为两类:

- 制品底部标识为"MF"的,表示餐具是以密胺或甲醛树脂为主要原料制作的。在不算太长的吃饭时间内,这样的餐具接触热汤、热饭菜还是安全实用的;

- 制品底部标识为"UF"的,表示餐具是以尿素或甲醛树脂为主要原料制作的。这种餐具最好不要接触热的食品,但如果用作常温下盛放水果和瓜子、花生之类干果的盘、碟,尿素或甲醛树脂制品不失为价廉物美的用品。

要注意的是,无论是 MF 还是 UF,都不要长时间高温蒸煮或在微波炉中使用。如果制品使用不当或时间较长,表面出现裂纹、破损,最好弃用。

2. 保鲜膜、塑料袋

保鲜膜常用材料有 PE、PVC、聚偏二氯乙烯(PVDC)等。这几种材料中,聚乙烯可以说是最安全的,购买时首选标识为"PE"的制品,而且最好是无色的。因为 PE 树脂本身是无色或带点白色的,彩色制品意味着添加了着色剂,如果着色剂选用不当,可能是有害的。

要尽量避免保鲜膜、塑料袋接触到表面有油脂的食物,特别是不要接触热油脂,比如用保鲜膜包裹着鸡鸭鱼肉之类在微波炉中加热,或者用塑料袋装含有油的菜肴。正规的保鲜膜产品都有材料标识和使用温度说明,可根据标识选购和使用。

3. 塑料容器制品

盒、杯、瓶之类的塑料容器制品除密胺外,相对来说聚丙烯最安全,因此一般首选标有"PP"的产品,同样最好是无色的。当然,并不是说彩色制品就一定不安全,很多彩色制品经检测也是合格的。拿一团干净的棉花或白色棉布,沾上酒精或食用油,在制品表面上用力来回擦拭,如果棉团沾染上彩色制品的颜色,说明着色剂迁移出来了,产品质量不合格;如果一直擦拭超过 100 下,棉团仍没有染上颜色,说明着色剂迁移的可能性很小,消费者不用太担心。

4. 玻璃制品

玻璃制品中,所谓"高档次"的水晶玻璃,主要成分有氧化铅,其铅迁移量往往较高。为安全起见,餐厨具以普通玻璃制品为好,水晶玻璃制品适合装饰或摆设用。

5. 竹、木和纸制品

竹、木和纸制品在生活中也很常见,虽然其基础材料属于天然材料,但为了提高使用性能,往往会经过化学品处理,纸制品制造过程中也会使用多种添加剂,需要关注的是这些化学品,以及回收纸中残留的有害物质的迁移。

正规的食品接触材料产品上都会注明其材质及标明"食品接触用""食品包装用"或类似用语等信息,这些都是我们在选购时主要的查看信息。

参考文献

[1] 国家食品安全风险评估中心. 食品安全 100 问 II[M]. 北京:人民卫生出版社,2019.

[2] 中国质量新闻网. 自制酸奶就一定安全吗?[EB/OL].[2019-10-31]. http://www.cqn.com.cn/pp/content/2019-10/31/content_7710823.htm.

［3］王高军,刘佳明,杜季梅.牛奶中抗生素残留的现状、来源及危害［J］.中国保健营养(中旬刊),2013,09(9):880-881.

［4］韦云,周露.2017年广东省薯类及膨化食品安全状况监督抽检结果分析［J］.检验检疫学刊,2019,29(2):7-12.

［5］高雅琴.畜产品质量安全知识问答［M］.北京:中国农业科学技术出版社,2017.

［6］麻剑南,何倩倩,王雅丽,等.苹果皮有效成分及药理作用研究进展［J］.食品与药品,2013,15(3):219-222.

［7］邵俊姗,张昀,冯晓刚.弱碱性水真的有利健康吗［J］.食品与生活,2019(11):26.

［8］沈倩青,张光明.饮用水反复烧开对水质的影响［J］.环境科学与技术,2011,34(5):128-130.

［9］中国质量新闻网.食品接触材料安全问题不容忽视［EB/OL］.［2017-03-15］.http://www.cqn.com.cn/zgzlb/content/2017-03/15/content_4050818.htm.

致　谢

在系列课程开发过程中,华东师范大学周念丽教授团队、首都儿科研究所关宏岩研究员团队、中国疾病预防控制中心营养与健康所黄建研究员团队、CEEE 团队养育师课程建设项目工作人员为最终成稿付出了巨大的努力和心血,在此致以崇高的敬意和衷心的感谢! 北京三一公益基金会、北京陈江和公益基金会、澳门同济慈善会(北京办事处)率先为此系列课程的开发提供了重要和关键的资助,成稿之功离不开三方的大力支持,在此表示诚挚的感谢! 也衷心感谢华东师范大学出版社在系列教材出版过程中给予的大力支持和协助! 另外,尽管几经修改和打磨,系列教材内容仍然难免挂一漏万,不足之处还请各位读者多多指教,我们之后会持续地修改和完善这套系列教材!

最后,我还想特别感谢一直以来为 CEEE 婴幼儿早期发展研究及系列课程开发提供重要资助和支持的基金会,没有他们的有力支持,我们很难在这个领域潜心深耕这么久,衷心感谢(按照机构拼音的首字母排列):澳门同济慈善会(北京办事处)、北京亿方公益基金会、北京三一公益基金会、北京陈江和公益基金会、北京情系远山公益基金会、北京观妙公益基金会、戴尔(中国)有限公司、福特基金会、福建省教育援助协会、广达电脑公司、广州市好百年助学慈善基金会、广东省唯品会慈善基金会、郭氏慈善信托、国际影响评估协会、和美酒店管理(上海)有限公司、亨氏食品公司、宏基集团、救助儿童基金会、李谋伟及其家族、联合国儿童基金会、陆逊梯卡(中国)投资有限公司、洛克菲勒基金会、南都公益基金会、农村教育行动计划、瑞银慈善基金会、陕西妇源汇性别发展中心、上海煜盐餐饮管理有限公司、上海胤胜资产管理有限公司、上海市慈善基金会、上海真爱梦想公益基金会、深圳市爱阅公益基金会、世界银行、思特沃克、TAG 家族基金会、同一视界慈善基金会、携程旅游网络技术(上海)有限公司、依视路中国、徐氏家族慈善基金会、亚太经济合作组织、亚太数位机会中心、云南省红十字会、浙江省湖畔魔豆公益基金会、中国儿童少年基金会、中国青少年发展基金会、中山大学中山眼科医院、中华少年儿童慈善救助基金会、中南成长股权投资基金。